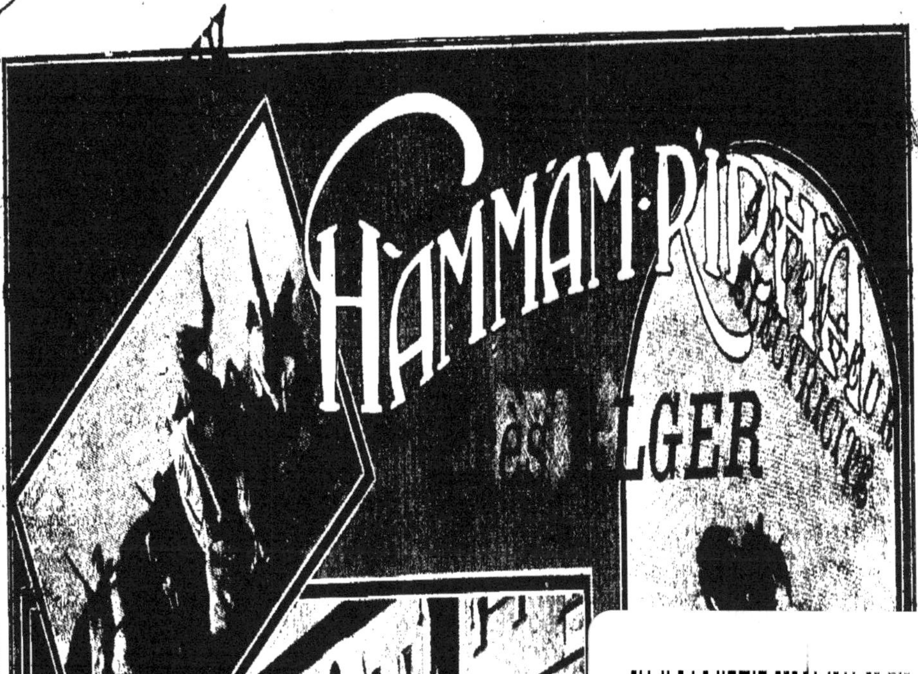
HAMMAM-R'IRHA
près ALGER

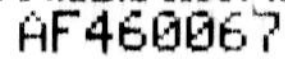

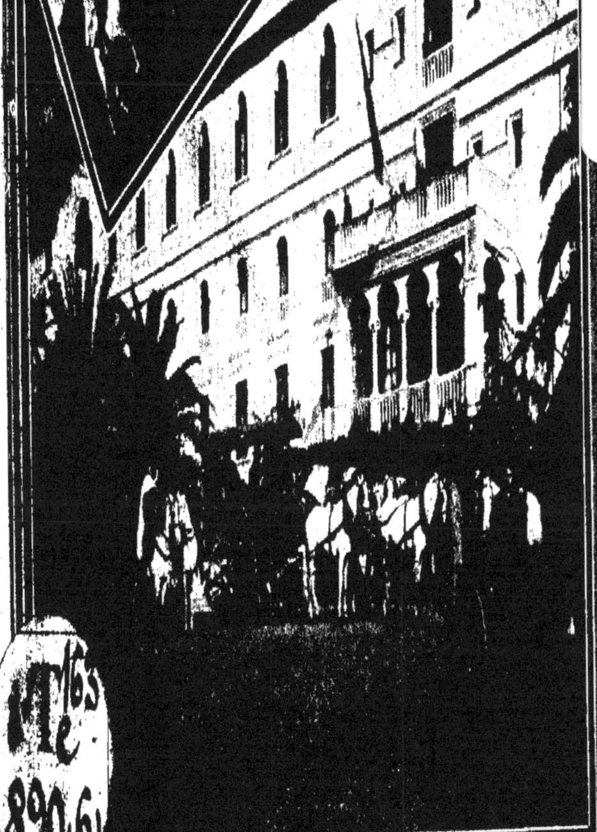

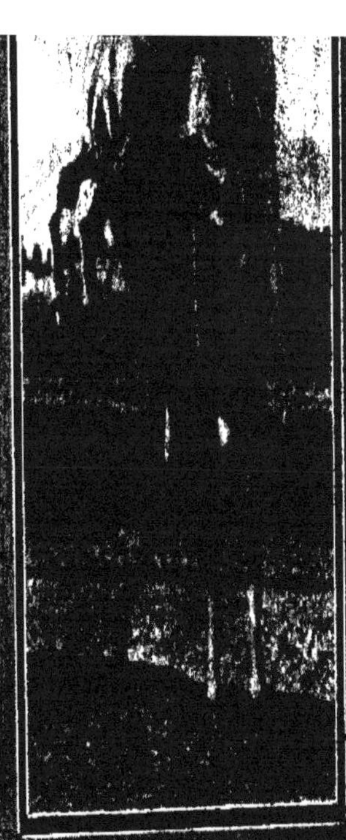

# STATION HIVERNALE

## ET THERMO-MINÉRALE

# D'HAMMAM-R'IRHA



(PRÈS ALGER)

**Climat – Altitude – Forêt de pins – Sources thermo-minérales – Indications thérapeutiques**
**Alger à vol d'oiseau – Description d'Hammam-R'Irha – Promenades et excursions**

PAR

LE D[r] CH. BARBAUD

Membre de la Société d'Hydrologie médicale et de la Société anatomique de Paris
Lauréat de la Faculté et de l'Académie de Médecine
Officier de l'Instruction Publique – Médecin de la Société des Gens de Lettres
Ex-Docteur attaché à la Station sanitaire d'Hammam-R'Irha



AVEC

INTRODUCTION

Par **H. HUCHARD**

De l'Académie de Médecine – Médecin de l'Hôpital Necker – Président de la *Société de Thérapeutique*

ALGER, TYP. AD. JOURDAN

ALGER, PHOT. J. GEISER

# STATION HIVERNALE

## ET THERMO-MINÉRALE

# D'HAMMAM-R'IRHA



(PRÈS ALGER)

**Climat – Altitude – Forêt de pins – Sources thermo-minérales – Indications thérapeutiques**
**Alger à vol d'oiseau – Description d'Hammam-R'Irha – Promenades et excursions**

PAR

LE Dr CH. BARBAUD

Membre de la Société d'Hydrologie médicale et de la Société anatomique de Paris
Lauréat de la Faculté et de l'Académie de Médecine
Officier de l'Instruction Publique – Médecin de la Société des Gens de Lettres
Ex-Docteur attaché à la Station sanitaire d'Hammam-R'Irha



AVEC

INTRODUCTION

Par **H. HUCHARD**

De l'Académie de Médecine – Médecin de l'Hôpital Necker – Président de la *Société de Thérapeutique*

ALGER, TYP. AD. JOURDAN

ALGER, PHOT. J. GEISER

*Paris, 14 août 1901.*

Rabelais a été bon prophète, car il a dit :

« Africque apporte tousjours quelque chose de nouveau. »

Et voilà que, de la seconde France, l'Algérie, nous vient une bonne nouvelle pour médecins et malades. Il y a là, dans ce superbe pays, une enchanteresse région contenant des trésors de santé que nous, Français, étions peut-être seuls à ignorer !

Climat idéal avec égalité de température, terrain tellement ensoleillé et fécond que n'y germe pas l'ivraie ou graine tuberculeuse, altitude modérée et suffisante pour tonifier sans exciter, proximité vivifiante de la mer, voisinage d'une calme forêt, établissement thermal ouvert sans interruption pendant l'année entière..., tout cela se trouve réuni chez nous, aux portes d'Alger, à *Hammam-R'Irha.*

Va-t-on dire encore que son tort... est d'être en France et que si cette station hiverno-thermale était hors frontières, on s'empresserait d'y accourir ?

On ne le dira pas, parce que Français et Étrangers, en allant trouver là-bas le souverain remède et la pure joie de beaucoup vivre, auront l'illusion d'être bien dans un pays absolument nouveau par les mœurs, par la grandiose beauté des sités, la variation constante des paysages, dans une contrée où tout donne la sensation intense de la vie, où sans cesse apparaît la mystérieuse vision de l'Orient, avec Alger resplendissante sous son ciel bleu, sur une autre côte d'azur...

En lisant les pages éloquentes que vient de lui consacrer le Dr Barbaud — pages éloquentes parce que sincères — on se dira que cette station est presque unique au monde, puisqu'elle peut convenir aux gens bien portants comme aux malades. Pour les premiers, Hammam-R'Irha offres toutes les distractions, elle guérit l'ennui, cette maladie morale de la vie. Pour les seconds — anémiques, surmenés et neurasthéniques, ou dyspeptiques, rhumatisants et uricémiques, etc. — c'est la santé, un bonheur...

Je ne veux pas terminer cette courte introduction que le Dr Barbaud, si expert en thérapeutique morale et physique, m'a fait l'honneur de me demander, sans lui exprimer toute ma reconnaissance ; car il a voulu m'associer à une bonne œuvre, me donner une part, certes imméritée, du succès considérable qui attend la station algérienne.

Et puisque j'ai commencé par une citation de notre bon et vieux Rabelais, on me permettra encore de dire avec lui, à l'adresse des lecteurs.

Fault ouvrir le livre, et soigneusement peser ce qui y est déduict. »

H. HUCHARD.

# AVANT-PROPOS

Pendant que, durant l'hiver, ensevelie sous un linceul de neige, la vieille Europe se morfond et grelotte, il est – à 26 heures de France – une contrée salubre et merveilleuse entre toutes et qu'égaye un éternel printemps : c'est l'Algérie, cette autre si captivante France.

Il y neige aussi tout comme ailleurs ; mais la neige bénie qu'on y recueille constitue un des principaux attraits, un des charmes les plus pénétrants de ce séjour enchanteur, car elle est celle que popularisa en ces vers pleins de fraîcheur le délicat poète algérien Marie-Lefebvre :

« Pendant que de froides haleines
» Glacent votre ciel obscurci,
» Pendant qu'il neige dans vos plaines,
» Sur nos coteaux il neige aussi ;

» Il neige au pied de la colline,
» Il neige au détour du sentier :
» Il neige des fleurs d'aubépine,
» Il neige des fleurs d'églantier ! »

Mais, neige parfumée du jardin des Hespérides, rayons vivifiants de l'astre du jour, senteurs enivrantes des jasmins et des roses ne sont pas les seules séductions de la blanche El-Djézaïr ; et d'ailleurs pour exprimer les splendeurs de ce pays féerique, il faut le style imagé, la verve étincelante de ces écrivains d'élite qui ont noms : Fromentin, de Maupassant, Hugues Le Roux, Jean Lorrain, Paul et Victor Margueritte, etc.

Le but plus modeste de cet opuscule est simplement de chercher à faire partager à mes maitres, à mes amis, à mes confrères, la conviction profonde et sincère — qui est devenue mienne — de l'inimaginable parti qu'il serait possible de tirer, non seulement pour la guérison, mais encore pour la prophylaxie de certaines affections, des innombrables ressources thérapeutiques que nous offrent l'Algérie et en particulier la station sanitaire d'Hammam-R'Irha.

En effet, durant le séjour prolongé que j'ai eu la bonne fortune de faire dans ce petit coin de terre, voisin d'Alger, j'ai eu tout loisir pour étudier à fond (et je l'ai fait sans parti pris, sinon sans enthousiasme) cette perle de nos stations hivernales et thermales ; et je n'ai pu m'empêcher de songer à l'immense intérêt national qu'il y aurait pour nous autres Français à mettre mieux en valeur cette minuscule, mais combien féconde annexe de la reine incontestée de notre belle colonie algérienne — *Hammam R'Irha* — si magnifiquement douée d'une richesse climatérique qui ne le cède en rien à sa richesse thermale.

Il est vraiment déplorable qu'Alger et ses environs soient si peu connus de tant d'entre nous, alors que leur contemplation laisse, dans l'âme des privilégiés qui les ont visités, un inoubliable souvenir et un ardent désir de les revoir ; alors qu'en cette région des rêves exquis, des oublis salutaires et des impressions douces, nouvelles, orientales, on est certain de trouver réunis ces deux éléments dont l'association, seule, est susceptible d'assurer le bonheur humain : santé et joie de vivre.

Je bornerai mon étude à celle de la station d'Hamman-R'Irha, ne voulant parler que de faits que j'ai pu apprécier par moi-même en toute sincérité. Et si ceux qui voudront bien me faire l'honneur de me lire, et à toute l'indulgence desquels je me permets de faire appel, hésitaient à ajouter foi à la réalité d'un si séduisant tableau et de conclusions si optimistes, alors, mon Dieu, il ne me resterait plus qu'à leur dire : Allez-y voir !

Dr. Ch. BARBAUD.

Avril 1901. Hammam-R'Irha (près Alger).

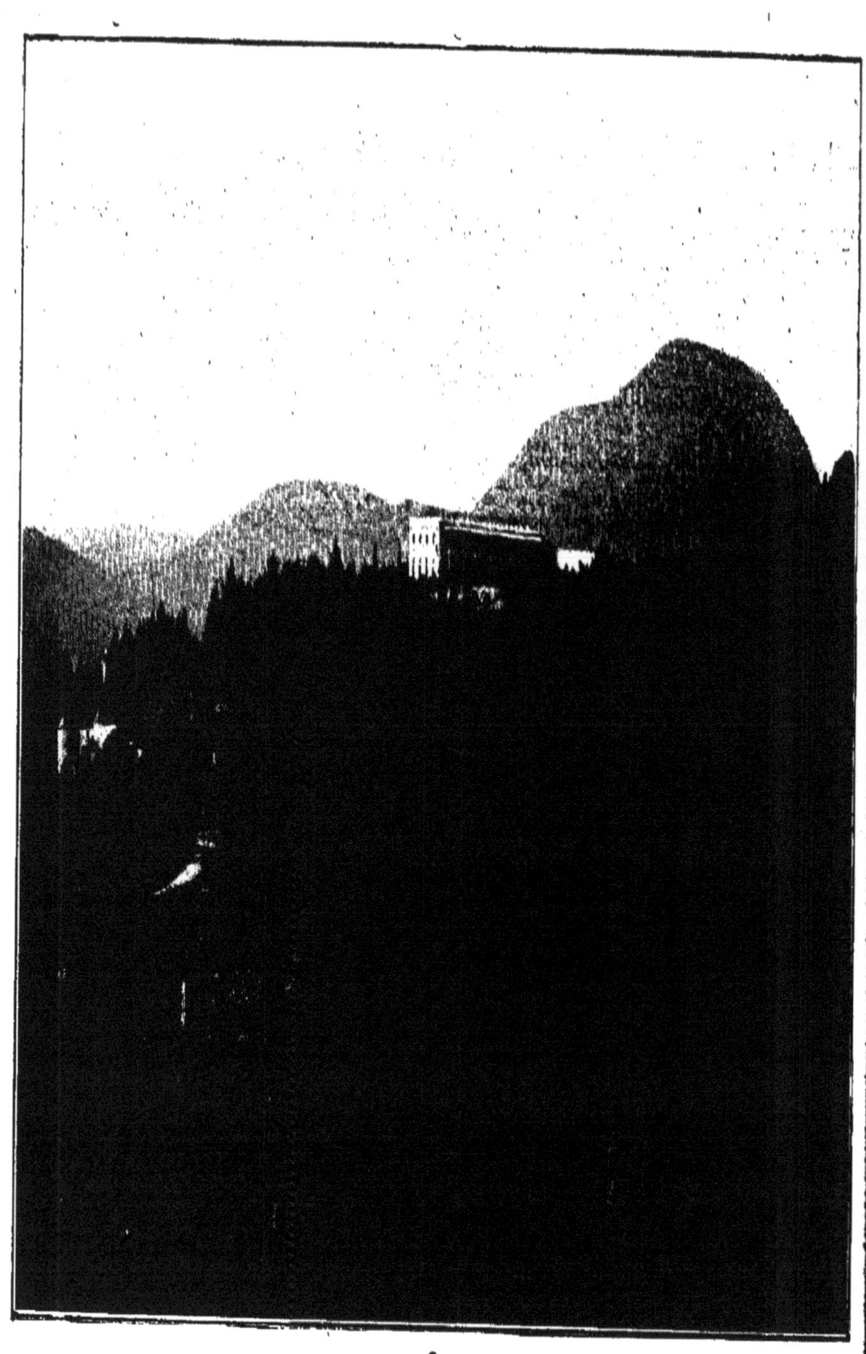

PANORAMA D'HAMMAM-R'IRHA

# HAMMAM-R'IRHA

## STATION HIVERNALE

Hammam-R'Irha est, sans contredit, une des très rares stations sanitaires — sinon la seule — qui aient la bonne fortune de posséder simultanément :

1° Un *climat* absolument idéal, surtout pendant la saison hivernale ; bien que, durant l'été, la température ne s'y élève qu'exceptionnellement au-dessus de 30 à 33°

2° Une de ces luxuriantes *forêts de pins* qui ont fait la fortune d'Arcachon, et dont l'inappréciable avantage est de briser les vents pernicieux qui parfois soufflent avec tant de violence dans les parages méditerranéens ; en même temps que les émanations balsamiques qui se dégagent constamment de ces arbres exercent sur les poumons, en se mélangeant à l'air respiré, la plus salutaire influence.

3° La *proximité relative de la mer*, laquelle est éloignée du village de 20 kilomètres environ. « Allons à la mer le plus souvent que nous pourrons, car la santé est là », disait le Dr Burggraeve.

L'aphorisme qui peut être vrai, appliqué à une certaine catégorie de malades, cesse de l'être s'il s'agit, par exemple, de phtisiques éréthiques à tempérament nerveux primordial ou acquis, et il convient que ces derniers soient envoyés à une certaine distance de la côte. Or, par une providentielle coïncidence, Hammam-R'Irhr unit aux avantages de l'atmosphère maritime, qui lui apporte matin et soir sa fraîcheur et sa force et ne lui arrive qu'après avoir perdu, en raison même de son éloignement, l'excès de son énergie d'action, ceux de cet air sylvestre doux, pur, balsamique et éminemment sédatif, que je signalais tout à l'heure.

4º Une *altitude* de plus de 500 mètres.

5º Enfin *des eaux thermo-minérales* souveraines dans le traitement d'une foule de maladies dont j'aurai à entretenir le lecteur dans un chapitre ultérieur.

Et quand on songe que tous ces éléments thérapeutiques se trouvent réunis en un site ravissant situé à moins de 4 heures de la si suggestive capitale de l'Algérie et de (en comptant les arrêts à Marseille et à Alger) 48 heures de Paris, on ne peut se défendre de rester surpris de la prodigalité avec laquelle la nature semble s'être complue à répandre toutes ses faveurs sur cette délicieuse oasis, éloignée de tout désert.

Tout d'abord, on ne saurait nier — *a priori* — *la parfaite salubrité* de cette région, et tout spécialement d'Hammam-R'Irha ; et mon savant confrère, le Dr E. Renard, ancien médecin en chef de l'hôpital militaire d'Alger, et qui fut, durant plusieurs années, mon prédécesseur à l'établissement d'Hammam-R'Irha, s'exprime de la façon suivante, comme conclusion à un travail très documenté

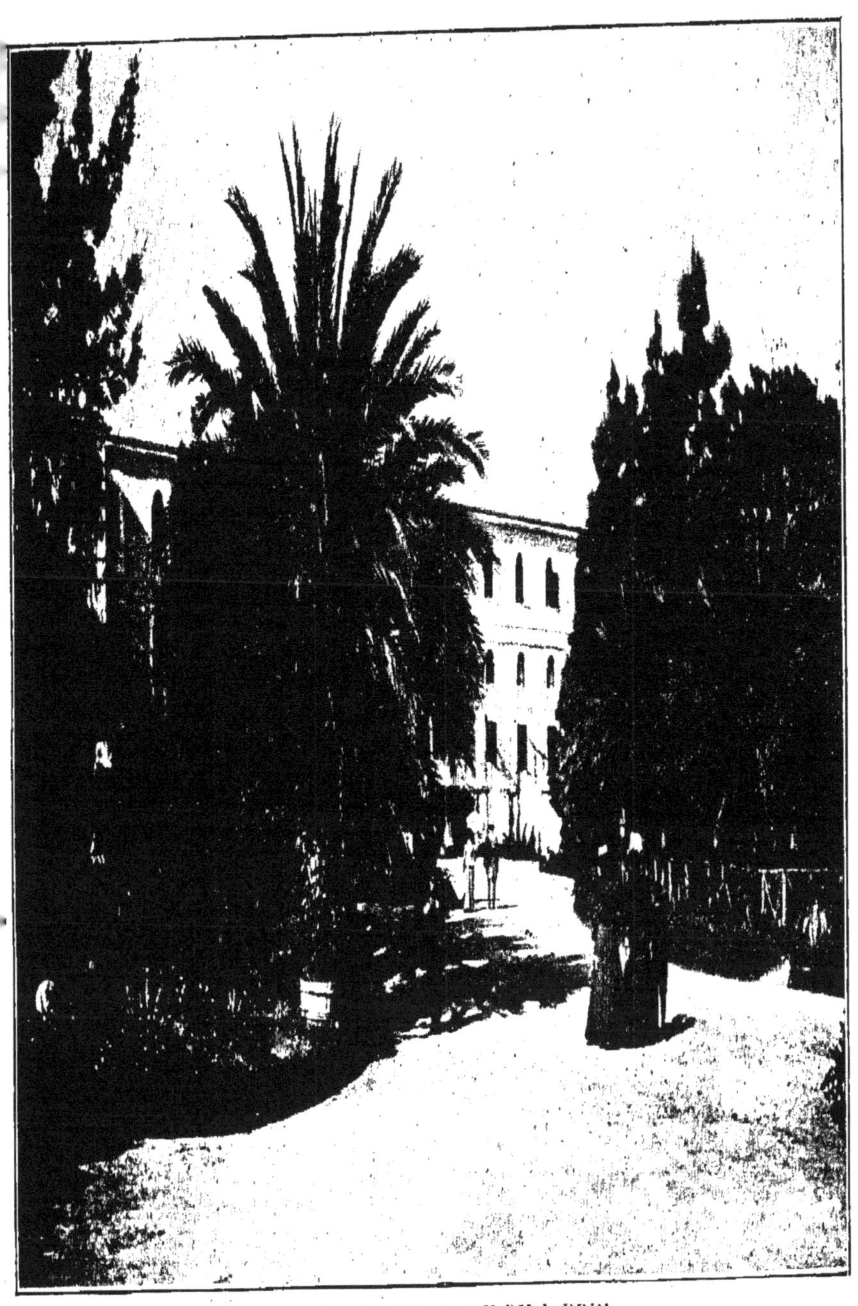

LE GRAND HOTEL, VU DU JARDIN

qu'il publiait en 1896 : « Comme résultat brut, les pertes totales par tuberculose » oscillent, en Algérie, entre trois ou quatre pour 1000 et, en France, entre sept » et huit, soit environ la moitié : *une seule tuberculose évolue en Algérie alors » que deux auraient évolué en France* ; voilà un résultat palpable et sérieux.

« Si l'on ajoute que la grippe, qui prépare le terrain de la tuberculose et qui « favorise son évolution ; que la pleurésie — qui n'est en somme que le signe « avant coureur ou l'écho d'une prédisposition à la tuberculose ; si l'on ajoute, « dis-je, que ces deux affections ne donnent chacune que la moitié et souvent « même le tiers du chiffre des maladies observées en France, on reconnaîtra « qu'il y a encore de ce chef une supériorité marquée en faveur de l'Algérie, etc.».

Plus loin, je lis encore :

« Si l'on tient compte de ces différents renseignements fournis par la statis- « tique (militaire), on ne sera pas éloigné d'admettre que la *tuberculose est bien « quatre fois moins fréquente en Algérie qu'en France ; tandis qu'en France la « tuberculose aurait évolué sur quatre militaires prédisposés, en Algérie elle « ne se montre que sur un seul, ce qui donne trois préservés sur quatre* ».

A une statistique aussi rassurante, viennent s'ajouter pour Hammam-R'Irha des conditions hygiéniques absolument exceptionnelles ; attendu que la déclivité du plateau, qui s'oppose nettement à la stagnation des eaux — la mise en culture de toutes les terres — et les plantations innombrables qui ont été faites ont doté la station de l'air le plus pur et le plus vivifiant qu'il soit possible de rencontrer.

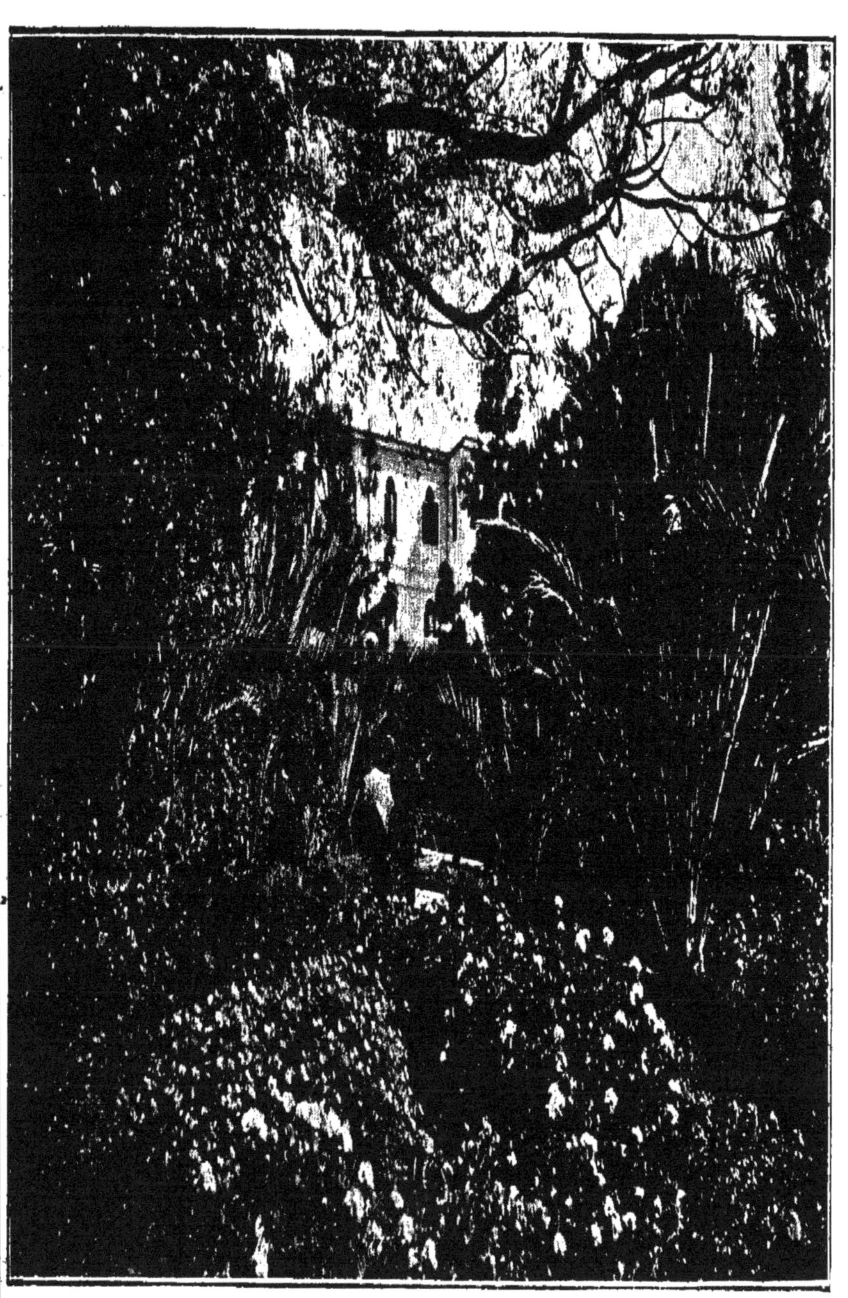

LE PARC D'HAMMAM-R'IRHA

D'un autre côté, l'existence de ruines romaines attestant qu'une grande et belle cité florissait sur ce même emplacement est encore une preuve, non sans valeur, en faveur de l'excellence de son climat, car les eaux chaudes ne manquent pas en Algérie; et si les Romains avaient choisi cette localité pour y établir leur ville d'eaux de prédilection, c'est qu'ils avaient sûrement reconnu que la contrée était saine et exempte de toute maladie endémique.

A Hammam-R'Irha, la *température moyenne*, qui s'élève rarement en été à 33°, ne descend généralement pas, durant la saison hivernale, au-dessous de (+) 13°. En prenant pour type la classification de Rochard, cette station doit donc, au premier chef, prendre place parmi les pays chauds.

De plus, *l'égalité de cette température* est un fait universellement reconnu : soit dans la même journée, soit d'un jour à l'autre, on n'y constate pas ces écarts considérables qui rendent meurtriers certains climats, très séduisants d'ailleurs à d'autres points de vue.

Abrité contre les *vents* du nord par la crête de la montagne dont il occupe le flanc — le Djebel Hammam-R'Irha — et contre ceux de l'ouest par le Djebel Zaccar Chergui, l'établissement n'est jamais tourmenté l'hiver, ces deux vents, les plus redoutables de la région, passant au-dessus de lui. Dès lors, nul danger à redouter pour les voies aériennes suspectes, et possibilité pour le sujet délicat et pour le malade de mener, pendant toute la durée du jour, la vie au grand air. Cela d'autant plus que la nature granitique du sol rend l'atmosphère exempte de toutes *poussières* et que le degré de l'*humidité de l'air* est très faible ; on n'éprouve par conséquent jamais cette sensation de malaise qui rend pesante et humide l'atmosphère de la plupart des villes du littoral.

La *succession des saisons*, qui se fait avec régularité et harmonie, et la *douceur de l'air* entrent pour une large part dans la salubrité du territoire d'Hammam-R'Irha ; surtout en hiver, car avec la fin de mai, commence la période de sécheresse qui dure jusqu'à la fin de septembre. Mais les Algérois aisés, les malades et les touristes d'où qu'ils viennent ont alors la ressource de trouver chez nous, avec des vallées délicieuses, une forêt grandiose et impénétrable aux rayons du soleil, une atmosphère qui, tempérée par la présence du massif imposant du Zaccar, haut de 1,600 mètres, diffère combien avantageusement des chaleurs torrides qui désolent les côtes d'Afrique ! Là ils jouissent à loisir d'une végétation féerique d'orangers et de citronniers, de jardins délicieusement embaumés et des incomparables bienfaits de ces thermes, si justement estimés de la haute société romaine et du monde musulman. La fraîcheur de l'air est entretenue, tant par la brise marine voisine que par la rivière — l'Oued-Hammam — léger ruban argenté miroitant au soleil et comme perdu au milieu de son large lit de galets ; sans parler d'une grande quantité de petites sources qui, jaillissant çà et là dans la montagne, fournissent toutes ensemble un volume de 240,000 litres par vingt-quatre heures, ce qui explique la richesse inouïe de la végétation dans cette région si heureusement douée par la nature

Dans bien des endroits tels que l'intérieur de l'Afrique et — en France — Pau, entre autres, qui, d'ailleurs, sous beaucoup d'autres rapports, réalise le type d'une station climatérique excellente, on voit la *pluie* tomber fréquemment avec une continuité désolante. Au contraire, à Hammam-R'Irha, durant la période correspondante, s'il pleut parfois, et avec une grande abondance, ce n'est que de loin en loin et d'une façon tout à fait éphémère ; et le nombre des beaux jours y demeure supérieur à celui des autres stations hivernales, ainsi qu'en fait foi le tableau suivant :

## BEAUX JOURS PENDANT L'HIVER

*Moyenne par mois*

| | |
|---|---|
| Pau | 13 jours. |
| Nice | 14 — |
| Cannes | 14 — |
| Antibes | 15 — |
| Alger | 16 — |

On sait qu'à Pau, par exemple, la quantité de pluie qui tombe, année moyenne, est de 1,400 millimètres et qu'il pleut pendant plus de 180 jours. A Hammam-R'Irha, par contre, la quantité de pluie tombée en un an ne dépasse pas 500 millimètres, et le nombre des jours pluvieux n'est que de 90. Il est donc assez rare que le ciel se voile dans le cours de l'hiver. Universellement autant que légitimement chanté par les poètes, le beau ciel de l'Algérie apparaît en général bleu, pur et sans nuages, dotant toute la région d'une atmosphère extrêmement riche en oxygène.

Je ne parlerai pas des *neiges* absolument inconnues dans ce pays enchanteur, non plus que du *froid* et des *gelées*; ce n'est, en effet, qu'exceptionnellement qu'on a pu voir le thermomètre s'y abaisser au-dessous de (+) 1°; cette simple constatation suffit à résumer la question. Du reste, le pardessus de demi-saison, endossé parfois dans la soirée, constitue le seul vêtement complémentaire de l'hiver.

Enfin, je crois devoir insister sur ce fait, que sur bien des points de la côte mediterranéenne — à Nice notamment — il est des jours et des heures où l'impression du froid devient réellement pénible, et où l'air trop sec, trop irritant, est susceptible de déterminer, chez des sujets prédisposés, soit des aphonies, soit même des localisations laryngées ou bronchiques. Cet inconvénient n'est pas à redouter dans le milieu toni-sédatif d'Hammam-R'Irha, et il ne m'a jamais été donné de le noter durant le long séjour que j'ai fait dans cette station.

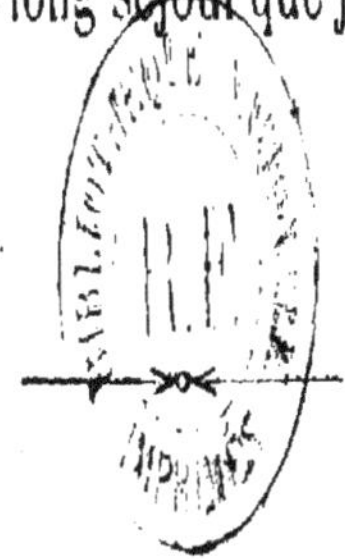

# HAMMAM-R'IRHA

## STATION THERMALE[1]

Dix années de pratique en qualité de médecin-consultant dans les stations thermales m'ont permis, sans beaucoup d'efforts, de me rendre par moi-même un compte, que je crois exact, des différents effets physiologiques et thérapeutiques qui résultent, dans certains cas déterminés, de l'emploi des sources d'Hammam-R'Irha, de leurs propriétés physiques, de leur thermalité et des richesses minérales qu'elles renferment. Dans la très intéressante brochure qu'il vient de publier, M. le Dr Loir, commissaire du Gouvernement Tunisien à l'Exposition universelle de 1900, constate qu'une richesse à peine exploitée jusqu'à présent, et de nature à offrir dans un avenir prochain de sérieux avantages à un pays où les éléments de fortune se multiplient, pour ainsi dire, à l'infini, c'est assurément la quantité extraordinaire d'eaux thermo-minérales que l'on rencontre à chaque instant en parcourant l'Algérie et la Tunisie : « Ces eaux,

(1) L'établissement thermal, de même que les hôtels, restent ouverts pendant toute l'année, sans interruption.

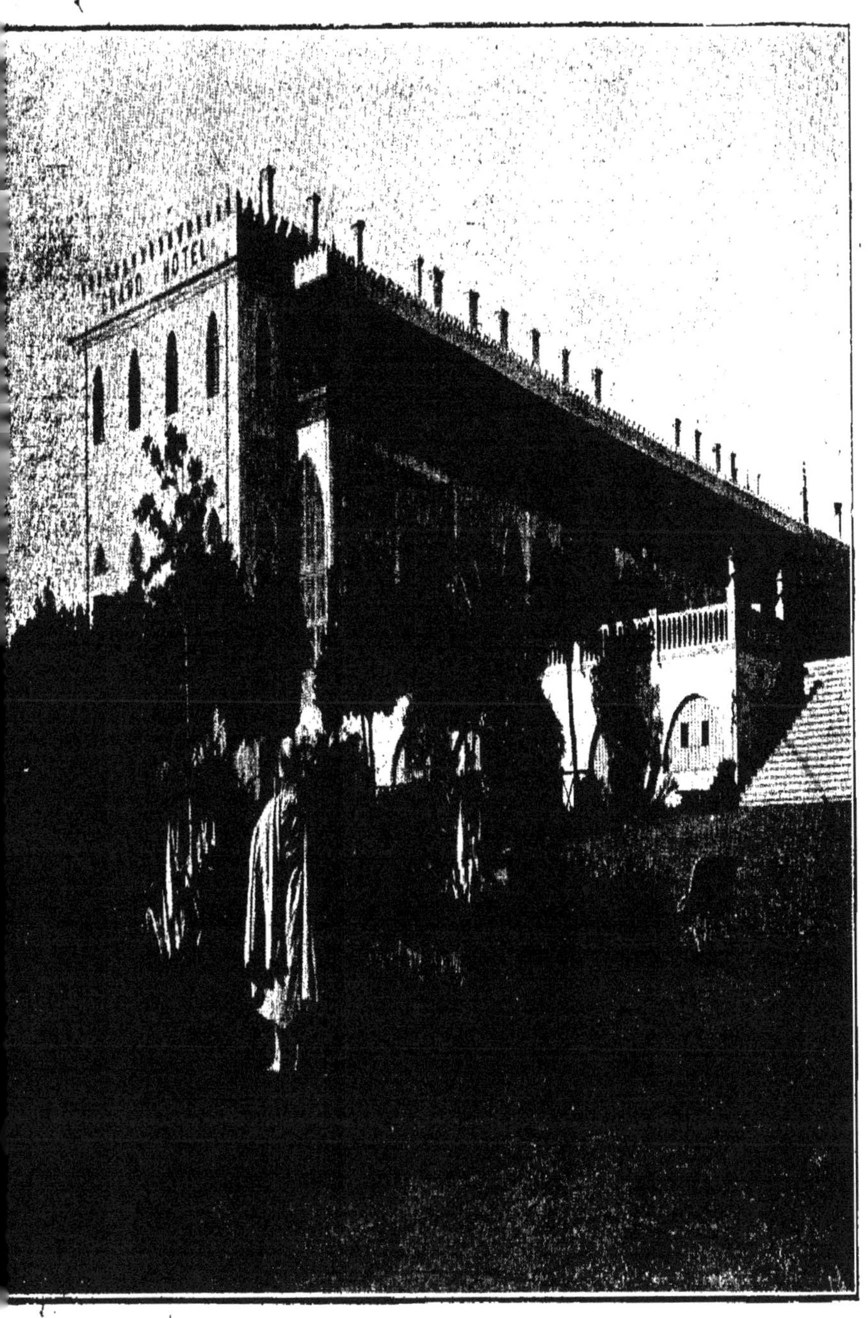


LE GRAND HOTEL D'HAMMAM-R'HIRA

« dit-il, ont de précieuses qualités thérapeutiques et leurs propriétés diverses « conviennent à une foule d'infirmités ; peu de contrées, même d'une étendue « considérable, sont pourvues d'une plus grande profusion d'eaux minérales « aussi abondantes que variées. Elles commencent seulement, depuis un nombre d'années relativement restreint, à être utilisées par les Européens. « Cependant on pourrait venir en Algérie et en Tunisie faire des saisons d'eaux « à des époques de l'année où les eaux similaires en France ne peuvent pas être « employées ; en même temps que l'hivernage, on trouverait ainsi le moyen de « se guérir de bien des maux. »

Des vestiges découverts par des fouilles récentes à l'endroit même où jaillissaient ces innombrables sources, des ruines d'établissements thermaux provenant des anciens fastes romains, des mosaïques représentant des divinités et des attributs aquatiques, des inscriptions, des dédicaces à Neptune prouvent clairement la somptuosité, le luxe déployés par ceux qui, à une période éloignée, ont semé sur ce territoire l'éclat d'une civilisation dont nous retrouvons encore des traces imposantes.

Outre des thermes splendides, on voyait jadis s'élever dans leurs environs des palais que venaient habiter, pendant la saison d'hiver, les riches seigneurs de la Métropole ; et tous ceux qui, en ces temps éloignés, étaient favorisés par la fortune, ambitionnaient d'avoir une habitation sous le ciel serein, dans le doux climat d'Hammam-R'Irha, la perle des colonies romaines, où, disait-on, on ne mourrait que de vieillesse.

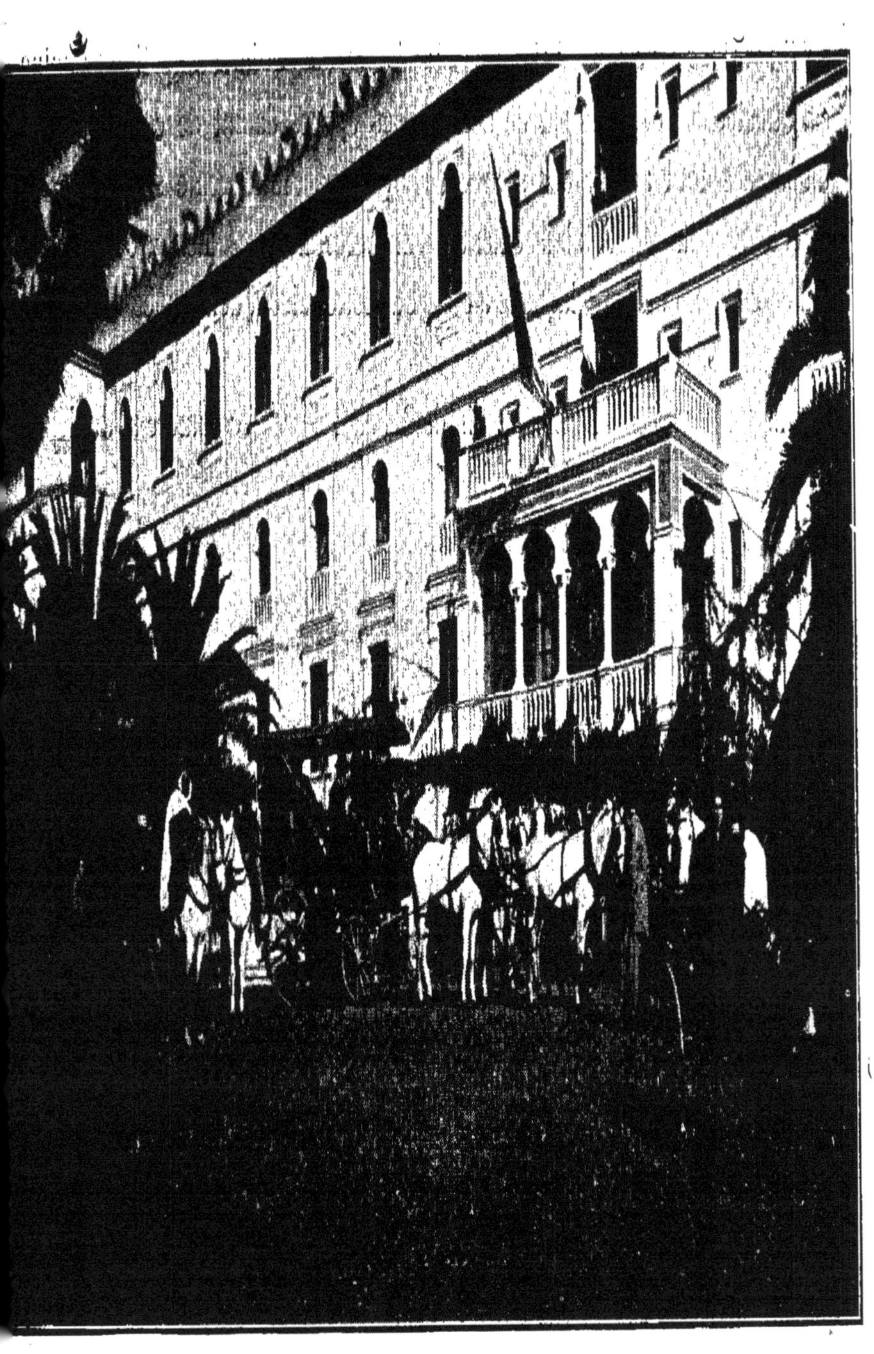

DÉPART POUR L'EXCURSION

L'importance thermale d'Hammam-R'Irha, au temps de l'occupation romaine, est attestée de nos jours par de nombreuses épaves datant de cette époque et dispersées tout autour des sources, épaves que l'intelligente sollicitude des directeurs actuels de l'établissement thermal a fort heureusement groupées dans l'une des allées du parc, laquelle a été, pour cette raison, dénommée « Allée des Souvenirs. »

Dans un travail très fouillé, M. Ch. de Galland, délégué commercial du département d'Alger à l'Exposition universelle de 1900, nous rappelle que le docteur anglais Lauder Brunton et M. Victor Waille, professeur à la Faculté des lettres, ont, chacun dans sa spécialité, consacré une étude approfondie à la station d'Hamman-R'Irha. D'après ces deux auteurs, la station thermale s'élève sur l'emplacement de l'antique ville romaine d'*Aquæ calidæ*, laquelle florissait sous Tibère, en l'an 33 après J.-C. Il est même certain que cette réputation date de plus loin encore. On a mis au jour, pour les fondations du nouvel hôtel, des pierres où se retrouve l'appareil phénicien, comme en Syrie, comme sur les assises du temple de Salomon à Jérusalem, construit par des travailleurs phéniciens.

Lors de la fondation de Carthage, les ouvriers apportèrent évidemment, dans leur nouvelle patrie leurs procédés habituels ; et on reconnaît facilement ici la main d'œuvre carthaginoise. Il est possible assurément que ces travaux aient été exécutés sous les ordres des Romains, mais il est plus vraisemblable que les Carthaginois utilisaient déjà ces sources avant l'arrivée des Romains en

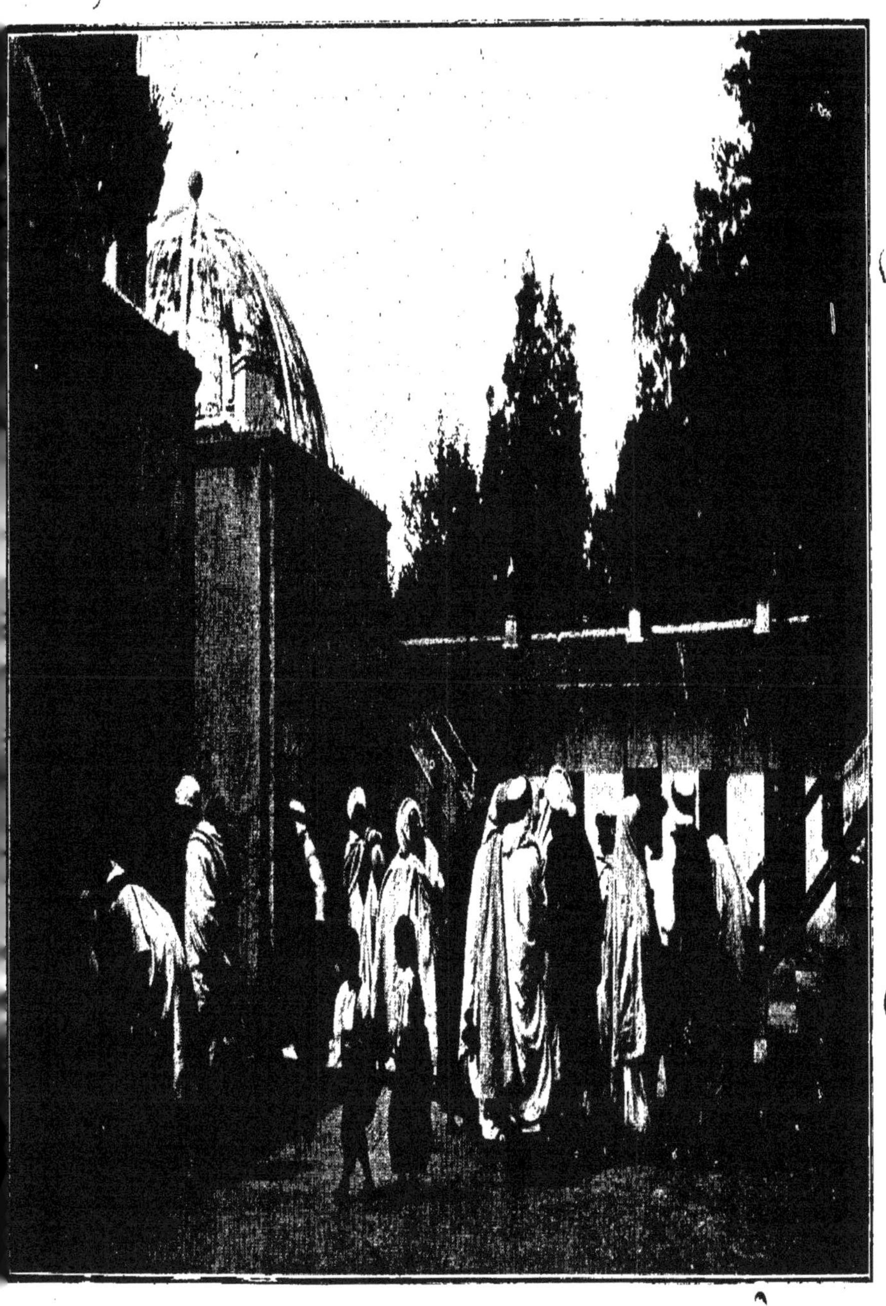

LES BAINS MAURES

Afrique et que ceux-ci n'ont fait que suivre l'exemple des populations indigènes conquises.

Le Christianisme, après la chute des Empereurs romains, proscrivit le libertinage qui s'était glissé dans les établissements de bains publics, et ce fut là assurément une des causes pour laquelle ces édifices furent négligés et tombèrent en ruines. A l'aspect de ces débris épars, qui marquent la place de splendides constructions, n'est-on pas tenté de réédifier en rêve ces thermes, à la façon de Titus, de Caracalla ou de Dioclétien ?

Ici, le portique supporté par de hautes colonnes avec ses galeries conduisant aux salons réservés aux savants, aux philosophes, aux poètes, et donnant accès dans les salles destinées aux gardes, aux esclaves — aux salles à manger *(diœta)* et aux chambres de bains qui entouraient la grande cour carrée aux bancs de pierre *(ambulœrum)*. Là, l'emplacement demi-circulaire où l'on s'exerçait à la lutte et aux jeux de force et d'adresse, et les gradins d'où les spectateurs suivaient les exercices en plein air ; et plus loin le temple, et toute cette ville, avec son va-et-vient, son bruit, sa vie !

Et plus tard, après nous ne savons quels formidables cataclysmes, comme la scène change, et quel contraste ! plus rien...

Quoi qu'il en soit, les Arabes, depuis leur arrivée dans ce pays jusqu'à nos jours, ont toujours fait usage de ces eaux qu'ils entourent de mille légendes fantastiques et pour lesquelles ils continuent à avoir un culte absolument religieux.

La station est appelée *Hammam-R'Irha*, et cette dénomination semble venir des *Rigas*, tribu qui avait autrefois créé le village.

On appelle encore ces bains *Hammam-Sidna-Sliman*, du nom du grand Salomon qui, par sa toute-puissance, entretiendrait le feu souterrain, et que les Arabes invoquent en brûlant du benjoin. D'après leur croyance, Salomon aurait dans la montage des chameaux tout chargés du charbon destiné à entretenir la haute température de l'eau. Chaque semaine (le lundi) des familles arrivent en caravanes et évoquent le Prophète. Voici comment s'opère le miracle:

Les femmes entrent dans

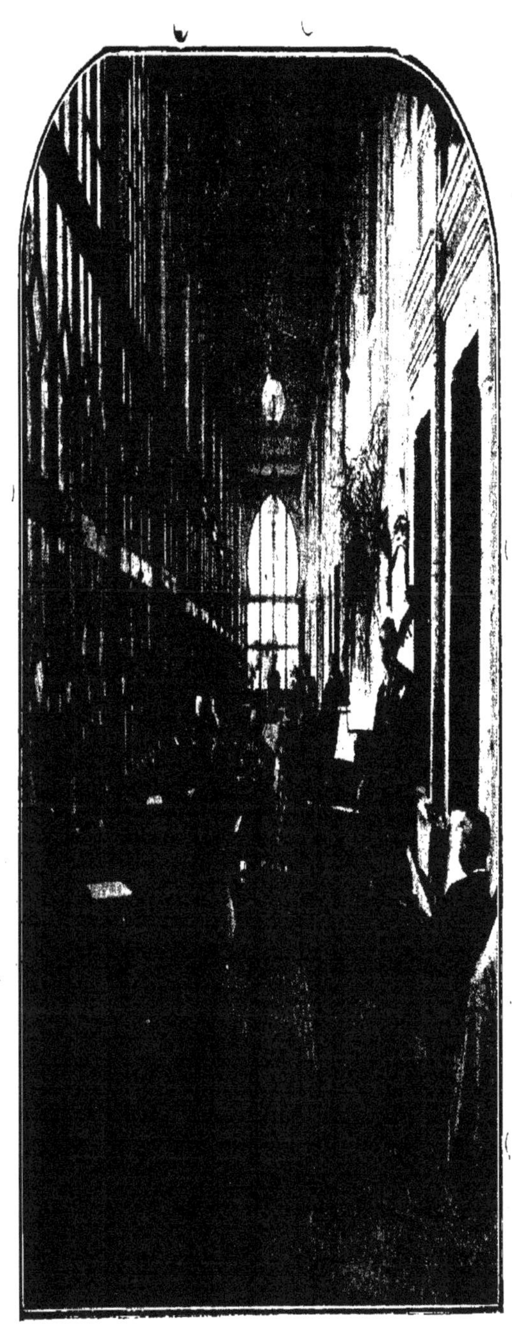

LA GRANDE GALERIE VITRÉE

la piscine. Celle qui doit se mettre en communication avec les esprits, et plus spécialement avec le prophète Salomon, a revêtu son plus riche costume. Elle commence un mouvement de hanches d'un rythme graduellement accéléré.

Lorsqu'elle est à bout de forces, on la place sous un tuyau, et elle reçoit sur la tête d'abondantes aspersions d'eau chaude. Autour d'elle, dans des fourneaux en terre, brûle le benjoin. La chaleur, la fumée, les « *youyous* » que poussent les femmes l'étourdissent, et elle finit par tomber évanouie. En cet état de prostration, elle aperçoit le Prophète, et cette vision est un signe de fidélité, de vertu. Ses compagnes alors s'approchant d'elle, la baisent sur le front, comme une sainte, et la conjurent d'invoquer Si-Sliman en leur faveur. Les épouses stériles demandent si elles enfanteront, et dans quel délai. Comme la Sibylle de Virgile, elle répond par des promesses incohérentes, qui parfois se réalisent.

L'*Établissement thermal*, tel qu'il existe à l'heure actuelle, avait été entrepris en 1880 par M. Arlès-Dufour, initiateur courageux, aux conceptions grandioses, qui n'hésita pas, en véritable philanthrope bien plus qu'en spéculateur intéressé, à consacrer à l'exécution de ses projets la plus grande partie de sa fortune.

Malheureusement les résultats, n'ayant repondu ni à ses efforts, ni à son attente, le Crédit Foncier d'Algérie prit la suite de cette importante affaire. Au lieu d'abandonner l'exploitation de l'établissement à l'initiative privée, cette Société puissante, capable, grâce à ses capitaux, de faire grand et beau et ne reculant devant aucun sacrifice, dépensa, en innovations et en améliorations, ne somme énorme ; aussi l'édifice, aujourd'hui terminé, possède-t-il à la fois out le confort et tout le luxe tels qu'on les conçoit à notre époque, et peut-il donner satisfaction aux plus difficiles. C'est dans le sous-sol voûté du Grand Hôtel que sont situés les thermes où les baigneurs trouvent, à côté de *deux elles piscines de natation*, tous les appareils hydrothérapiques répondant aux exigences de la thérapeutique thermale la plus compliquée : *douches froides et chaudes, en jets, en pluie, circulaires, ascendantes, vaginales, bains de siège à eau courante, massages à sec et sous l'eau, massage suédois, cabines de bains, lits de repos, salle d'escrime*, etc. ; et une ancienne colonnade mauresque supporte une galerie circulaire qui donne accès, au premier étage, aux appartements destinés aux malades, lesquels peuvent ainsi, sans sortir de l'immeuble, suivre le traitement qui leur a été prescrit.

Les *sources* d'Hammam-R'Irha jaillissent entre 505 et 575 mètres d'altitude. Au nombre d'une vingtaine, leur thermalité, au griffon, oscille entre 42° et 47° ; ce sont donc, avant tout, des *eaux fortement hyperthermales*.

Les deux piscines de natation, d'une superficie de 50 mètres carrés, sont à eau courante ; la température de l'une est de 37°, tandis que celle de l'autre atteint 43°.

Toutes ces sources sont d'une limpidité parfaite, et la *composition chimique* de celles qui alimentent l'établissement civil est la suivante :

| | N° 1 | | N° 2 | |
|---|---|---|---|---|
| TEMPÉRATURE | 45°2 | 45° | 67°2 | 65° |
| NOMS DES SOURCES | Dey | Mines | Dey | Mines |
| *Proportions des divers principes contenus dans un litre d'eau* | | | | |
| Carbonate de chaux | 0,207 | 0,188 | 0,216 | 0 286 |
| — de magnésie | 0,030 | 0,012 | 0.008 | 0,050 |
| — de manganèse | » | » | » | » |
| — de soude | 0,017 | » | 0,080 | 0,468 |
| Chlorure de sodium | 0,439 | 0,386 | 0,542 | 0,532 |
| — de potassium | 0,391 | » | Indices | » |
| — de magnésium | » | 0,080 | » | » |
| Silicate de soude | 0,069 | » | 0,055 | » |
| Alumine | 0,002 | » | 0,009 | » |
| Acide phosphorique | » | » | » | Traces |
| Oxyde de manganèse | » | » | » | » |
| Peroxyde de fer | Traces | Traces | 0.001 | 0,026 |
| Acide silicique | » | 2,330 | » | 0,006 |
| Ensemble | 2,330 | 2,174 | 2,392 | 2,426 |

Appartenant au groupe dit « *sulfaté calcique* », ces eaux, dont la richesse de la minéralisation ne le cède en rien à celle de la thermalité, peuvent être rapprochées, soit par leur calorique, soit par leurs éléments constitutifs, des eaux de : Vichy, Contrexéville, Vittel, Martigny, Plombières, etc.

Une autre source, à peu près froide, gazeuse et *ferrugineuse*, celle-là, rappelant beaucoup les eaux d'Orezza et de Spa, prend naissance à 1,500 mètres de l'établissement.

Légèrement acidulée et d'un goût exquis, elle constitue une *eau de table* parfaite, *digestive et reconstituante*, dont les principes fondamentaux sont le bi-carbonate de fer et l'acide carbonique, ce dernier assurant la rapide absorption du fer.

Je traiterai dans le chapitre suivant de l'action physiologique et des indications thérapeutiques de ces diverses sources.

---

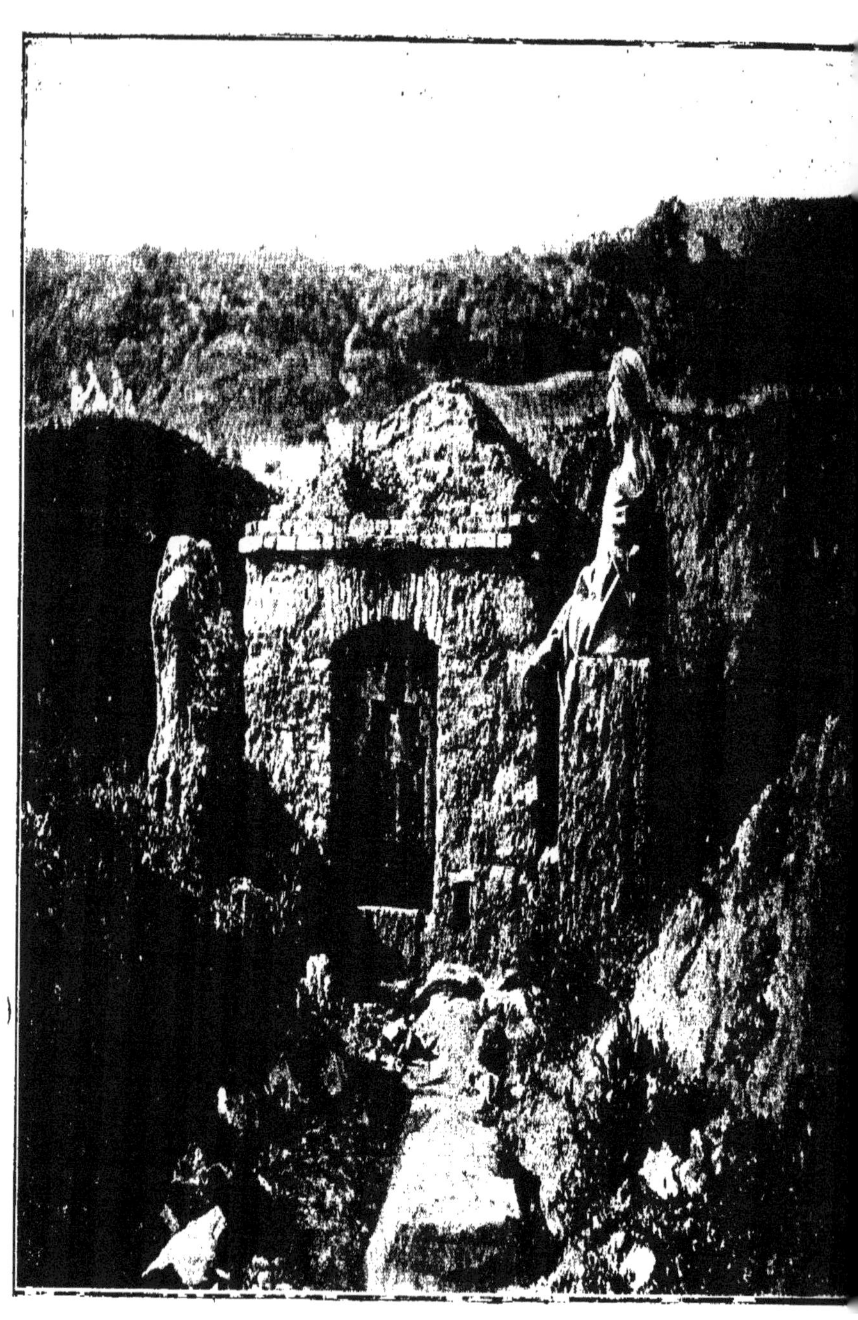

LES SOURCES

# ACTION PHYSIOLOGIQUE

ET

# INDICATIONS THÉRAPEUTIQUES DU CLIMAT ET DES EAUX D'HAMMAM-R'IRHA

L'influence bienfaisante du voisinage de la mer, celle d'un climat hivernal exceptionnel et d'une altitude de choix, la barrière infranchissable qu'opposent à l'impétuosité des vents du nord et de l'ouest les verdoyantes et majestueuses montagnes : Djebel-Hammam-R'Irha et Djebel Zaccar Chergui, les précieux effets des émanations balsamiques de la forêt de pins, et enfin la riche minéralisation et la haute thermalité des eaux sulfatées-calciques, ainsi que les propriétés éminemment reconstituantes de la source ferrugineuse, multiplient, pour ainsi dire, à l'infini les indications thérapeutiques qui ressortissent à la station d'Hammam-R'Irha.

Un volume entier serait nécessaire pour approfondir les actes physiologiques mis en jeu par l'emploi combiné de ces divers agents curatifs ; dans un traité aussi sommaire je devrai, à mon grand regret, me borner à ne les esquisser qu'à grands traits.

Laissant pour un instant de côté tout ce qui est du domaine des eaux — thermales ou autres — je résumerai par ces deux mots : *tonicité* et *sédation* les avantages inhérents au seul *climat* d'Hamman-R'Irha qui, par son beau ciel, sa température, ses pommes d'or et ses citronniers fleuris, réalise bien réellement le type de la station hivernale par excellence.

En dehors de celle des maîtres français, l'opinion des médecins anglais est unanime sur l'efficacité du climat et des eaux d'Hammam-R'Irha.

« Je recommande tout particulièrement Hammam-R'Irha pour une résidence « hivernale à ceux qui souffrent de ces formes de rhumatismes chroniques dont « les attaquent défient la médecine, qui embarrassent souvent le praticien adroit « et expérimenté. Il y a là un secret dû soit à l'atmosphère ou au sol, soit à « l'élévation, soit à l'action des bains ou au tout combiné qui amène la santé et « la force dans un temps relativement court. »

*(Hammam-R'Irha, Algeria a winter healt resort by. G.D. Pollock, F.R.C.S. Eng surgeon In ordinary to H.R.H. The Prince of Wales, consulting surgeon to St-Georges Hospital).*

Pendant un séjour qu'il fit à Alger vers la fin de 1887, sir Morel Mackenzie passa un certain temps à Hammam-R'Irha. Frappé de la réunion de tant d'agents curatifs, il déclara dans un rapport public qu'Hammam-R'Irha était une station hivernale de tout premier ordre « *in every respect sintable as in winter health resort.* »

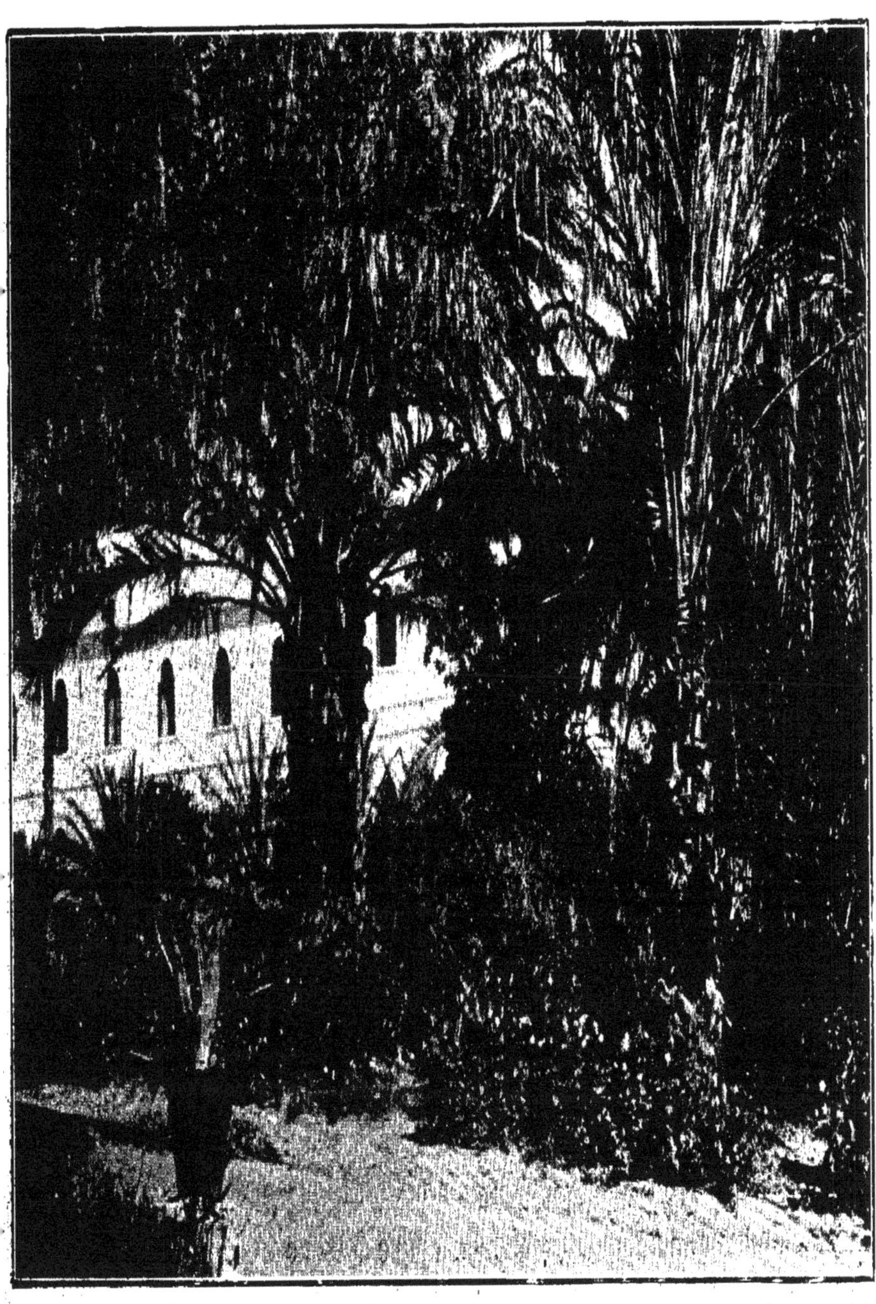

COIN DU PARC

Et un autre éminent praticien anglais, le Dr T. Lauder Brunton (*Journal of therapeutique and public healt*, avril 1881) avait constaté, lui aussi, que « ce qui fait d'Hammam-R'Irha une station sans rivale, c'est que c'est, en plus, une excellente station hivernale où les malades peuvent s'adresser, quand toutes les saisons thermales sont terminées en Europe. »

J'ai dit un mot précédemment de l'extrême rareté de la tuberculose en Algérie. C'est là un fait aujourd'hui universellement reconnu ; et seuls, les Arabes deviennent assez souvent les victimes de ce fléau, cela par suite des déplorables conditions d'hygiène, de malpropreté, de promiscuité dans lesquelles se passe leur existence.

Plusieurs éléments thérapeutiques concourent à réaliser cet heureux état de choses.

Et tout d'abord, de tout temps, n'a-t-on pas considéré l'*air marin et celui des forêts* comme salubres entre tous ?

Déjà Aretée traitait les poitrinaires par l'air marin, Celse leur conseillait les longs voyages sur mer et l'habitation des plages, et Pline avait la plus grande confiance dans les effluves des forêts de pins.

Les anciens consacraient les bois à Esculape ou à la déesse Hygie, et cette confiance n'a fait que croître avec les siècles et les progrès de nos connaissances.

Le séjour au milieu des pins convient aux phtisiques éréthiques à tempérament nerveux primordial ou acquis, tandis que lorsque prédomine une constitution lymphatique à forme torpide, c'est la plage qu'il faut préférer.

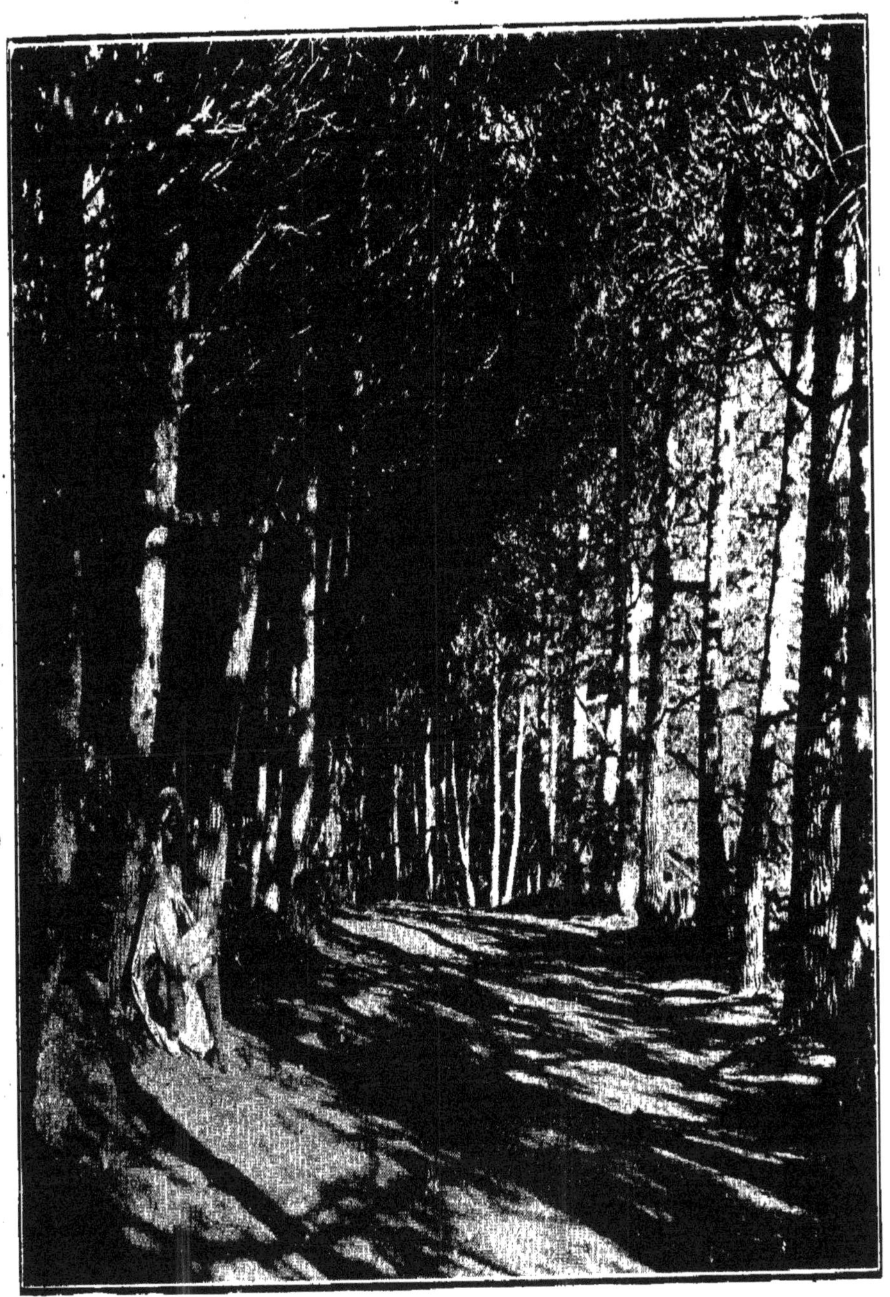

LE PARC D'HAMMAM-R'IRHA

Or, ces deux zones climatériques existent à Hammam-R'Irha : la zone marine et la zone sylvaine ; et suivant que le malade dirigera sa promenade de tel ou tel côté, il aura à sa disposition soit les émanations balsamiques des pins, soit l'atmosphère maritime qui apporte, matin et soir, sa fraîcheur et sa force ; avec toutefois ce précieux correctif qu'en raison même de l'éloignement de la mer, cette brise a déjà perdu dans son parcours l'excès de son énergie d'action.

L'air d'Hammam-R'Irha est tonique en même temps que sédatif : *tonique* grâce à la faible distance qui sépare le village de la côte, et aussi à son *altitude*. Il est *sédatif* en raison de cet immense forêt de pins qui constitue, en même temps qu'une des causes principales de sa puissance curative, une parure exquise et des plus attrayantes.

Je ne reviendrai pas sur ce que j'ai déjà déclaré à propos de l'*air marin*, mais j'indiquerai brièvement de quelle incomparable ressource son *altitude* (plus de 500 mètres) dote notre région.

Il est aujourd'hui suffisamment démontré que de nombreuses et concluantes expériences (P. Bert, Müntz, Viault, Egger, P. Regnard, etc.) que l'action remontante déterminée sur l'organisme par les climats d'altitude est due à une production plus grande des globules rouges du sang.

Après un séjour prolongé à une certaine hauteur, la quantité totale d'hémoglobine du sang éprouve une augmentation de 20 0/0, et le retour à la plaine ne fait pas perdre au bénéficiaire de cette reglobulisation la teneur en globules rouges que l'altitude lui avait procurée. Ainsi s'expliquent les effets toniques,

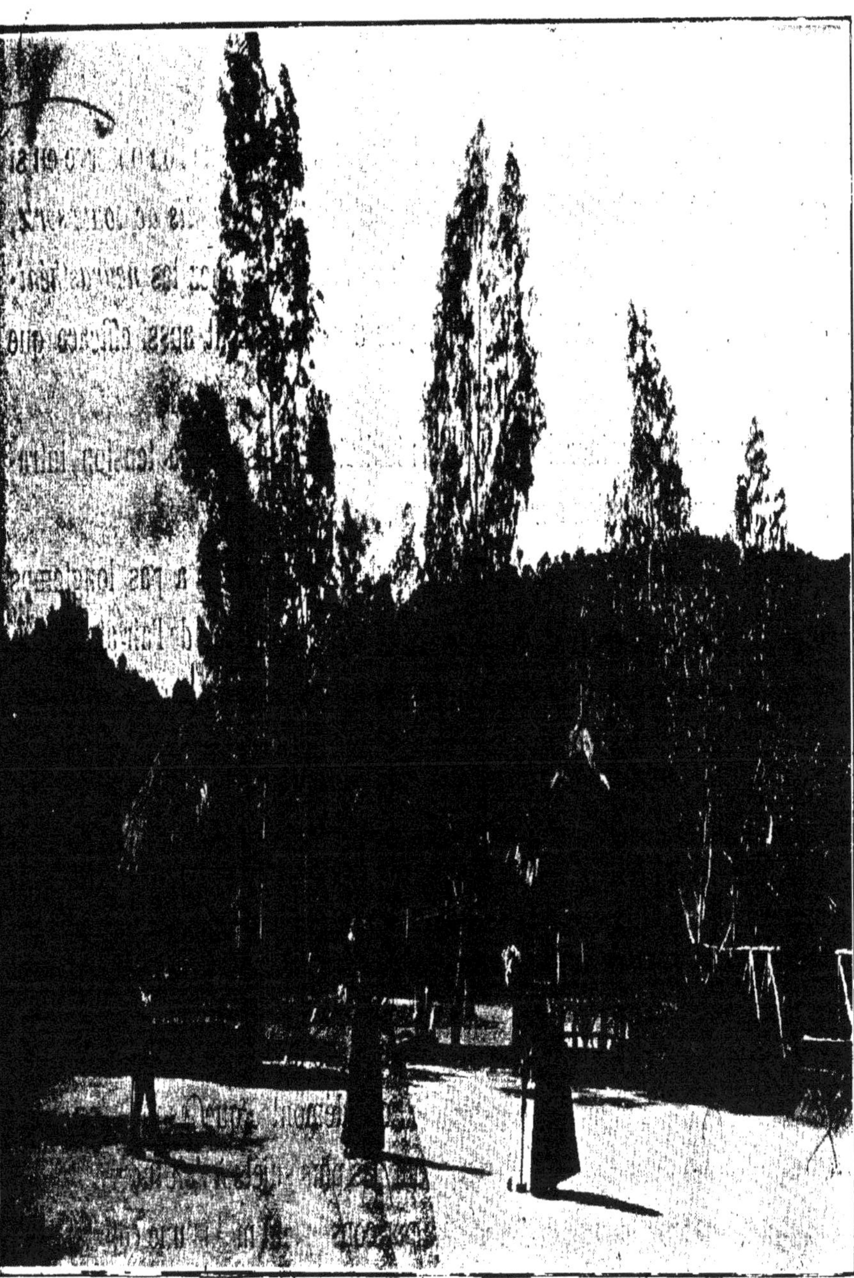

LE CROQUET D'HAMMAM-R'IRHA

reconstituants, ressuscitants, pour ainsi dire, et durables que l'on observe en si grand nombre chez les *anémiques*, les *chlorotiques*, les *affaiblis de toute sorte*, les *enfants débiles et retardés*, les *épuisés de tout genre*, chez les *neurasthéniques*, etc., qui ont bien voulu se soumettre à ce traitement aussi efficace que simple.

On a voulu incriminer les fâcheux résultats causés sur la tension intra-artérielle par l'habitation sur la montagne.

Une malheureuse opinion, dit P. Regnard, affligeait il n'y a pas longtemps encore une partie du monde médical : c'est que la diminution de l'air atmosphérique amoindrit le soutien que cet air donnait aux parois superficielles des vaisseaux, particulièrement aux vaisseaux du poumon ; d'où des hémorragies qui seraient fréquentes chez les ascensionnistes et redoutables chez les phtisiques, dont les parois vasculaires sont très affaiblies.

Or, parmi des milliers d'ascensionnistes aux Alpes et aux Pyrénées, il est tout à fait exceptionnel d'observer des hémorragies. Quant aux phtisiques, ont-ils vraiment de fréquentes hémoptysies dans les régions d'altitudes ? Les médecins de Davos et Egger, d'Arosa, etc., ont démontré que les malades ayant eu des hémoptysies dans la plaine n'y sont pas plus sujets à l'altitude.

Dans cette croyance regrettable, il y a par conséquent moins une constatation de fait qu'une idée préconçue basée sur une erreur physiologique.

D'après la théorie admise par certains savants, plus diminue la pression, plus le corps se trouve délivré du poids de l'air qu'il supportait ; et, comme conséquence, survient une dilatation des vaisseaux superficiels, dilatation qui pourrait aller jusqu'à la déchirure.

Cette théorie repose sur des données physiques notoirement fausses : si la pression atmosphérique diminue, parallèlement diminue aussi non seulement la pression exercée à la surface du corps, mais aussi la pression dans tout le corps ; comment, dans ces conditions, expliquer la possibilité pour un vaisseau de se dilater au point de se rompre ? Au reste, Fraenkel et Geppert, s'aidant de procédés d'investigation précis, n'ont pu noter aucune modification sensible dans la tension artérielle sous l'influence du séjour à l'altitude, et P. Regnard, par une expérimentation consciencieuse, a pleinement confirmé les recherches précédentes. Que si pour un instant, on voulait ajouter quelque créance à l'opinion sus-énoncée, défavorable en ce qui a trait aux phtisiques, à l'habitation dans les montagnes, il me suffirait de faire observer que *tous* les praticiens sont d'accord pour reconnaître que les altitudes moyennes conviennent on ne peut mieux à cette catégorie de malades et que l'altitude d'Hammam-R'Irha est une altitude moyenne, nullement comparable aux altitudes fortes de Davos ou de Barèges.

Les expériences de laboratoire, aussi bien que la clinique, prouvent que, pendant l'habitation à une certaine hauteur, les combustions organiques augmentent ; et qu'en montagne l'appétit aiguisé par l'air frais, la marche amènent une nutrition bien plus active et des combustions plus intenses qu'en un lieu plus bas.

La tonicité du climat d'Hammam-R'Irha dépend aussi de la pureté de sa forêt. Cette pureté tient aux causes suivantes : 1° la forêt n'étant pas habitée, son atmosphère est aussi peu souillée que possible par les déchets respiratoires, les résidus des combustions des cheminées, le produit des fermentations ménagères, etc. ; 2° Elle est soumise à trois agents énergiques de purification : l'ozone, qui est un comburateur de premier ordre des germes atmosphériques, les vents, et enfin les pluies qui, tombant par averses, abattent sur le sol les particules flottantes, quelle que soit leur nature.

Le climat d'Hammam-R'Irha a pour seconde propriété d'être *sédatif* du système nerveux.

Les effets sédatifs de la forêt se manifestent très rapidement chez les biens portants et chez les malades.

On est porté à dormir à Hammam-R'Irha plus longtemps qu'à Paris, qu'à Londres, qu'à Alger, et surtout d'un sommeil plus réparateur. Parfois se produit un sentiment de paresse intellectuelle qui témoigne de l'action calmante du climat sur le système nerveux central. Cette lassitude s'étend même au système musculaire : on se sent moins porté à entreprendre de longues courses, à se livrer à de violents exercices. Quand d'un autre côté, on voit l'appétit se réveiller, les fonctions digestives devenir plus active et la nutrition s'améliorer, n'est-on pas porté à conclure que les actes de la vie organique (grand sympathique) sont accélérés aux dépens de ceux de la vie de relation (système nerveux central) qui seraient retardés ?

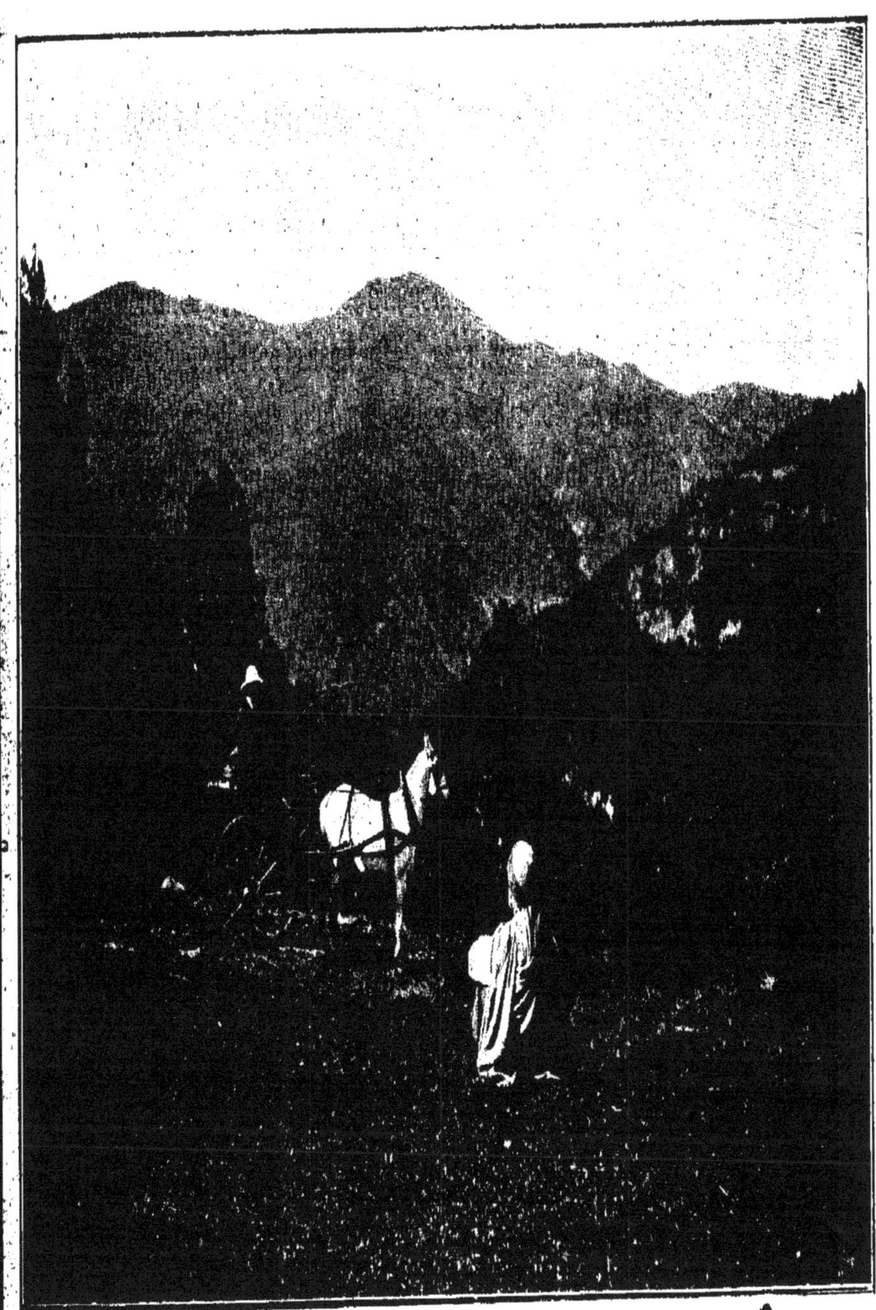

LA FORÊT

Ces effets sédatifs sont encore plus évidents chez les malades. Au bout de peu de jours, la fièvre vespérale disparaît ou diminue, les mouvements respiratoires se font moins fréquents ; la toux, moins quinteuse, donne lieu à une expectoration plus facile, la circulation cardio-pulmonaire se ralentit et le sommeil, — ce grand facteur des réparations organiques, — finit par reparaître.

*Tonique* et *sédatif*, telle est donc la spécialisation du *climat* d'Hammam-R'Irha et je ne crois pas qu'il soit possible de rencontrer ailleurs un climat plus nettement défini.

Quant aux *eaux thermo-minérales*, qui sont surtout employées sous forme de *bains*, *douches*, *irrigations vaginales*, *douches ascendantes*, leur puissance thérapeutique leur vient tout d'abord de leur *haute thermalité*.

Puis, les *sels* en dissolution agissent incontestablement, sinon par absorption cutanée, tout au moins par leur contact avec les extrémités nerveuses qui sillonnent les téguments ; et les effets ainsi produits sur la peau et sur les muqueuses se répercutant dans les organes sous-jacents, rendent plus vive la vitalité de ceux-là et amènent, par cela même, leur guérison ou leur amélioration, lorsqu'ils sont frappés d'une façon chronique.

En outre, l'*électricité* dont sont chargée ces eaux, la *modification « allotropique »* qu'elles subissent dans leurs parcours souterrain donnent lieu, lorsqu'elles arrivent au contrat du sol, à certains phénomènes électriques indéniables qui ajoutent encore un élément nouveau à leur manière d'agir sur un organisme souffrant.

Il n'est pas rare de voir, à la suite de quelques jours de traitement, le malade éprouver de l'abattement, de l'insomnie, de l'embarras gastrique avec un réveil plus aigu des douleurs anciennes ; c'est la *fièvre thermale* inséparable compagne de toutes les eaux thermo minérales vraiment efficaces ; conduite avec tact, elle se dissipe graduellement et ne saurait, dans tous les cas, constituer qu'un incident sans gravité.

Quelles sont maintenant les *principales indications thérapeutiques* qui découlent de l'emploi judicieusement prescrit des eaux d'Hammam-R'Irha ? Ces eaux étant essentiellement *alcalines*, il va de soi qu'elles conviennent à merveille à combattre les *prédominances acides* caractéristiques de certaines affections.

Leur spécialisation étant complexe, pour se faire une idée exacte de leur valeur, il semble indiqué de prendre un à un chacun des modes d'action qui leur sont propres, et d'indiquer, en regard, auquel de ces modes d'action s'adresse telle ou telle catégorie de malades.

(A) *Action stimulante* exercée :

1° Sur la peau, par la haute température et par les sels alcalins.

Toutes les fonctions de l'économie sont facilitées ; l'*activité cérébrale accrue*, l'*appétit augmenté*, la *tonicité musculaire développée* et les *sécrétions activées*. Cette suractivité générale de l'organisme peut aller jusqu'à la fièvre thermale, avec des dépôts sédimentaires dans les urines et parfois des éruptions cutatanées.

2º Sur le système nerveux tout entier, et particulièrement sur l'axe cérébro spinal, par le calorique, l'acide carbonique, l'électricité de l'eau et l'impulsion des douches.

Les *paralysies partielles*, les *névralgies* et *névrose de tout siège*, mais surtout les *affections nerveuses d'origine rhumatismale* sont donc éminement justiciables de ces phénomènes physiologiques.

3º Sur le cœur par la chaleur ; d'où *danger certain* à faire usage des eaux d'Hammam-R'Irha *pour tout individu affecté de lésions du cœur et pour les malades à tempérament pléthorique ou prédisposés aux congestions.*

4º Sur l'estomac, par les carbonates et le fer.

L'emploi de ces sources s'adresse donc aux *dyspepsies opiniâtres* qui dénotent un mauvais état chronique des voies digestives.

5º Sur les reins, par le sel de soude et de chaux.

6º Sur l'utérus, par le fer (eau ferrugineuse) et l'administration des douches ascendantes et autres. Ici trouvent leur place *certains cas de stérilité et de métrites rebelles, les menstruations nulle ou irrégulières, les déviations utérines* et enfin *la chlorose.*

(B) *Action altérante.* Là, le rôle de nos eaux chaudes est d'expulser, par les émonctoires naturels, les principes nuisibles introduits dans l'économie.

La peau et les muqueuses se modifient, leur fonctionnement s'active et *certaines maladies cutanées* sont souvent, de ce chef, heureusement transfor-

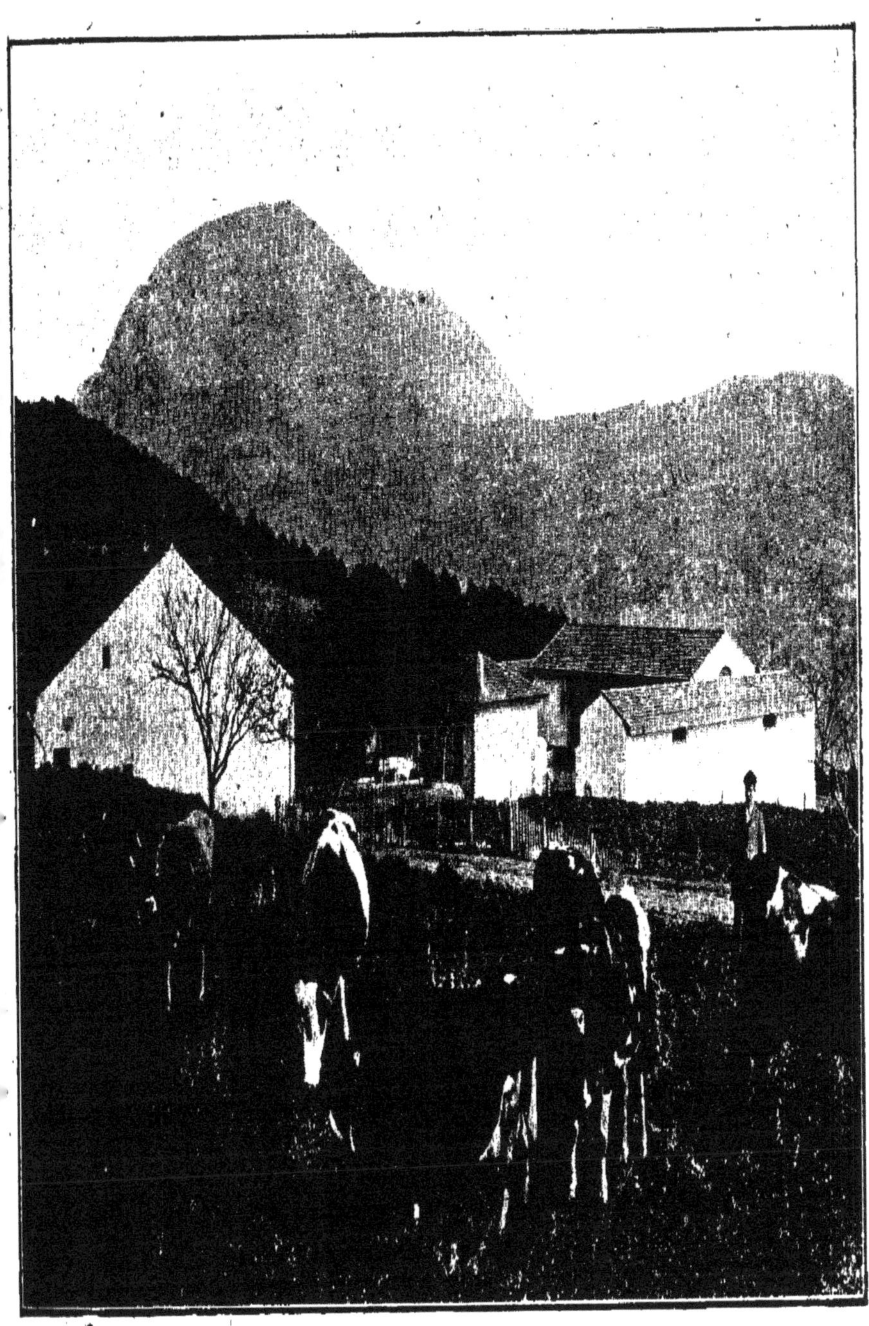

LA FERME

mées, de même que *bien des affections chroniques des muqueuses*. Il est aisé de se rendre compte de la similitude des effets déterminés par une même médication, par la similitude des fonctions des deux organes, peau et muqueuses, et l'eczéma n'est-il pas l'analogue du catarrhe? (Niémeyer). *L'action éliminatrice* s'exerce *sur l'intestin* par les sels alcalins et la magnésie en particulier ; *sur les reins* par les carbonates de soude, la chaux, etc. C'est, bien entendu, surtout sur les *lésions chroniques* que, grâce à ce pouvoir d'élimination, les eaux d'Hammam-R'Irha seront avantageusement recommandées.

Leur « spécialité d'action » paraît agir sur *certaines névropathies* où le traitement interne par l'eau ferrugineuse et le traitement externe par l'eau thermale seront heureusement combinés ; sur les manifestations si protéiformes du *rhumatisme* et de la *goutte* ; sur la classe innombrable des *affections articulaires et osseuses*, dans tous les cas de *luxations, fractures et entorses anciennes* ayant entraîné à leur suite des complications *d'ostéite, d'ostéomyélite, de cicatrices vicieuses*, etc.

Dans toute la série des *dyspepsies*, si communes et si rebelles en Algérie, dans *plusieurs affections de l'utérus et de ses annexes*, dans certaines *maladies de la peau*, et enfin dans tous les *états viscéraux chroniques*, conséquence de l'*impaludisme, de l'alcoolisme* ou *de la syphilis*, aussi bien que dans un grand nombre de cachexies.

En un mot, et pour me résumer, les eaux d'Hammam-R'Irha sont douées d'un *pouvoir à la fois résolutif, excitant et tonique*, suivant la façon dont elles

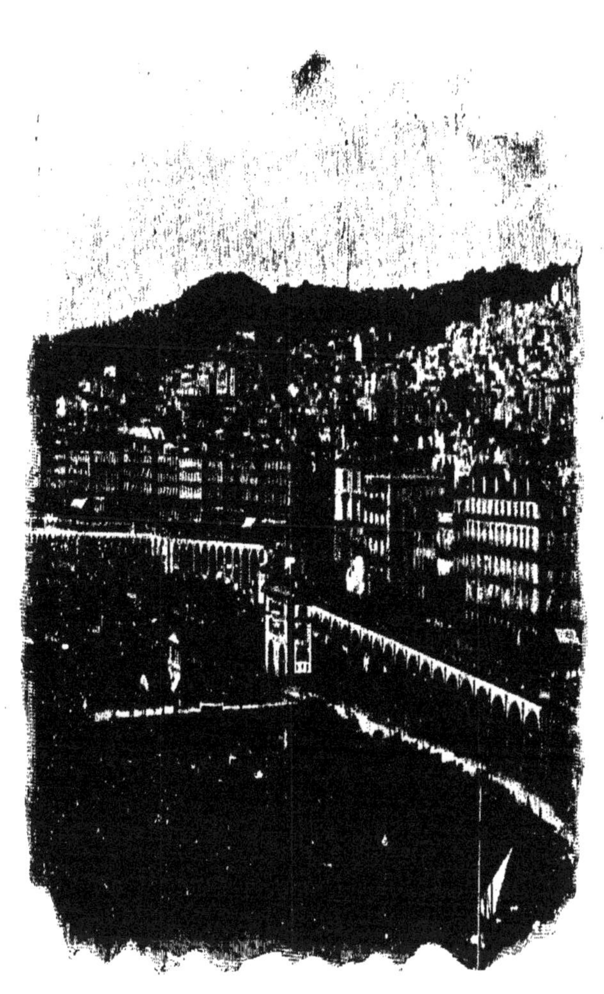

PANORAMA D'ALGER

sont employées. *Altérantes* au premier chef, leur forte minéralisation, l'excitation dont leur usage est suivi, l'augmentation qu'elles provoquent des échanges azotés, et l'activité qu'elles impriment à l'élimination des déchets organiques en font des eaux puissamment reconstituantes. C'est une véritable secousse de tout l'être; et, à ce titre, elles deviennent entre les mains du médecin une arme puissante contre nombre d'états chroniques, parfois jusque-là réputés incurables.

(C) Employée seule, mais aidée par l'action du climat, *l'eau ferrugineuse* combattra efficacement: l'*anémie, la chlorose, le lymphatisme.* Elle devra être *proscrite dans la tuberculose*, du moins à un degré avancé.

Il est bien entendu que les *personnes atteintes de maladies du cerveau, du cœur, des gros vaisseaux, des poumons surtout, ne devront jamais faire usage des eaux d'Hammam-R'Irha qui, pour elles, pourraient devenir plus qu'inutiles, dangereuses.*

---

# ALGER A VOL D'OISEAU

## DESCRIPTION D'HAMMAM-R'IRHA

### PROMENADES ET EXCURSIONS

A tout seigneur tout honneur.

*Alger* est bien la ville cosmopolite par excellence. On y entend toutes les langues, on y voit tous les costumes, comme en un de ces kaléidoscopes aux images et aux couleurs variant à l'infini. Ce mélange hétéroclite des mœurs, des civilisations, des races, ce perpétuel coudoiement d'Arabes à la nature indolente et paisible, cette flânerie attirante à travers des carrefours antiques sont bien faits pour étonner et pour captiver le touriste.

Dès l'arrivée, le spectacle apparaît vraiment grandiose, féerique : l'éclatante blancheur de la grande cité avec ses maisons à terrasses, ses palais et ses coupoles, ses souks disposés en un labyrinthe étrange ne sauraient manquer d'exciter l'admiration.

Une ville d'Orient avec ses éblouissantes mosquées, ses minarets élancés, ses femmes aux grands yeux langoureux, étroitement voilées, ses ruelles sombres et mystérieuses ; et, en même temps, une capitale d'Occident, avec

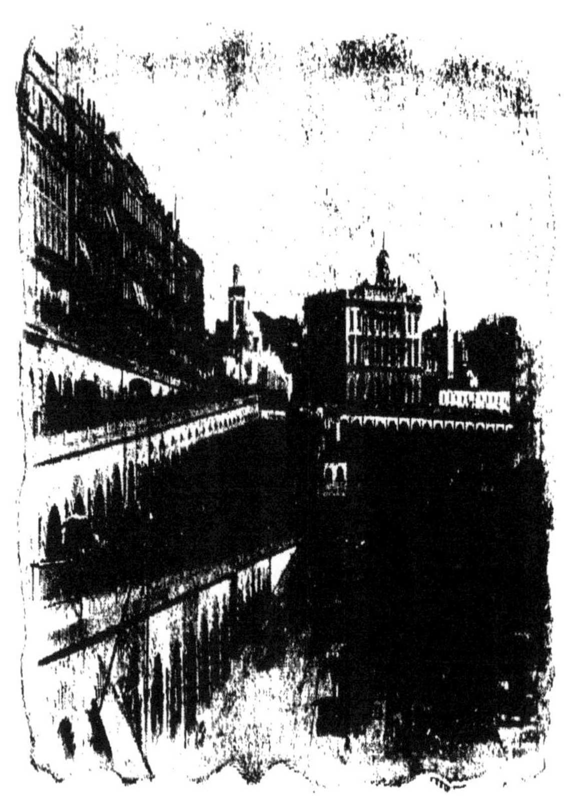

ALGER, LES QUAIS

tout le confort et tout le luxe des grandes villes d'Europe, avec tous les raffinements de la civilisation moderne : voilà ce qu'est Alger, la cité-sirène qui séduit

tins italiennes, trottins espagnoles aux yeux de feu, trottins maltaises nonchalantes et brunes, trottins parisiennes au casque de cheveux d'or, trottins juives, trottins indéfinissables! C'est comme la sortie d'un harem où quelque puissant pacha, échantillonnant le beau sexe, renfermerait toutes les gammes des races de toutes couleurs.

Mais je n'en dirai pas plus, la description de cette ville admirable n'entrant pas dans mon programme, et relevant d'ailleurs beaucoup plus d'un guide à l'usage exclusif des étrangers que d'un ouvrage tel que celui là ; et sans m'arrêter davantage dans « Alger-la-Blanche », je conduirai d'emblée le lecteur à Hammam-R'Irha, que j'ai eu uniquement en vue d'étudier, sous tous les rapports, dans ce petit opuscule.

tous ceux qui ont vécu sous son ciel enchanteur ! Et cette vue, unique au monde, dont on jouit du haut du boulevard de la République ! Et ces incomparables coteaux de Mustapha où se cachent, dans les fleurs et dans la verdure, les coquettes villas, vrais nids d'amoureux, séjour de bien-être, de calme et de béatitude ! Et le port, d'un charme si suggestif ! Et la place du Gouvernement, avec la mosquée de Djema-El-Djedid, et la statue équestre du duc d'Orléans !

On ne manquera sûrement pas de s'intéresser aussi à cette légendaire rue Bab-Azoun, avec son animation endiablée et ses interminables théories de trottins de toutes nationalités : trot-

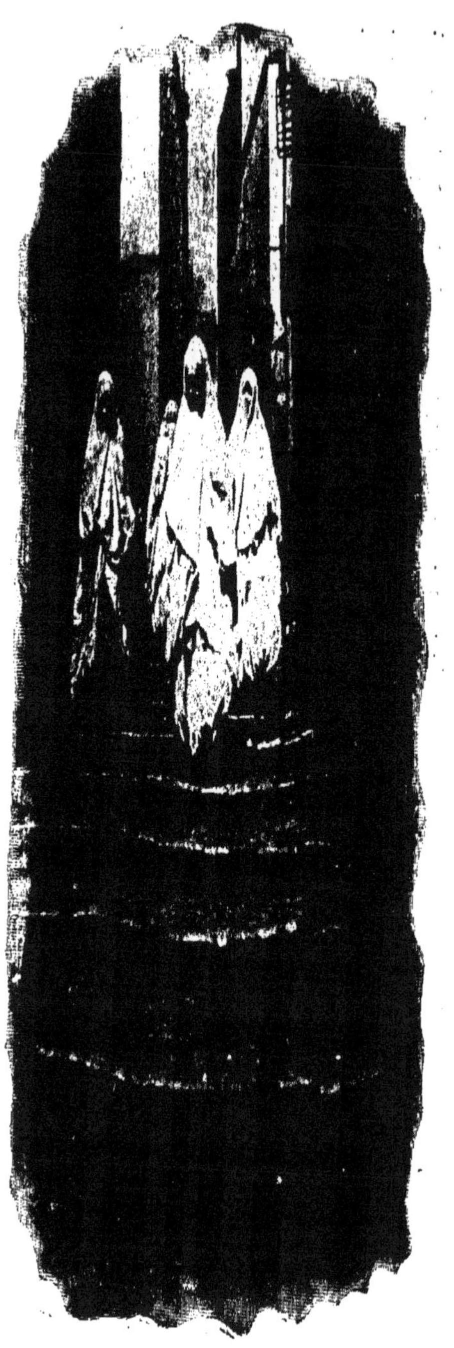

UNE RUE DE LA KASBAH

# HAMMAM-R'IRHA

Si, à notre époque de nervosisme à outrance et d'impatience morbide, il peut, au premier abord, sembler désagréable que près de quatre heures (trois heures de chemin de fer et quarante-cinq minutes de voiture) soient nécessaires pour parcourir les quatre-vingt-dix kilomètres qui séparent Alger d'Hammam-R'Irha (et le trajet en chemin de fer s'effectue dans les meilleures conditions possibles, depuis que la Compagnie des wagons-lits a eu l'heureuse inspiration d'ajouter un wagon-restaurant à tous les trains de la ligne Alger-Oran), il est certain, d'autre part, que, lorsqu'il a déjà consenti au sacrifice d'une traversée de vingt-six heures, trois heures quarante-cinq minutes de plus ne sont pas pour faire reculer le malade ou le touriste, qui a eu du reste tout le loisir pour se reposer à Alger et visiter cette si remarquable cité. Et puis, lorsqu'il se trouvera transporté à Hammam-R'Irha, après avoir traversé, dans un confortable landau, une contrée aussi splendide et aussi grandiose, ne se souvenant plus de ses fatigues plus imaginaires que réelles, il n'aura plus l'esprit disposé qu'à admirer ; et il est de fait que l'arrivée au Grand-Hôtel, au milieu de ce parc féerique, constitue un spectacle inoubliable, unique en son genre, bien fait pour suggérer que tout est pour le mieux dans cet Eden en miniature.

Parti le matin à 6 h. 50 d'Alger par le train P.-L.-M., on est en gare de

Bou-Medfa à 9 h. 50. Les voitures des hôtels sont là, et en 45 minutes on gravit les lacets de la route si pittoresque qui mène de Bou-Medfa à Hammam-R'Irha. La région que l'on a sillonnée en voiture est un paysage heurté, tourmenté, violenté, à végétation très irrégulière.

C'est une longue suite de vallées encaissées entre des collines très boisées avec, juchés sur le flanc des montagnes, des villages arabes échelonnés de distance en distance. A côté de rochers chauves où poussent de rares touffes de lentisques et de jujubiers, on peut contempler sous leurs tapis verdoyants des plateaux riches en terre végétale, où le blé et la vigne croissent vigoureusement, des hauteurs couronnées d'épaisses forêts de pins résineux et de chênes verts; et, un peu partout, de grands caroubiers à la frondée sombre, des tamarix au feuillage léger comme une dentelle, et surtout, dans le voisinage des sources, des lauriers-roses où pendent en grappes des troupeaux de chèvres aux yeux drôles, à la queue bizarrement troussée, à la voix cassée comme une toux de vieille femme, et des aubépines poudrées de neiges parfumées.

Disséminés dans cette campagne, voici quelques rares gourbis appartenant aux Arabes de la tribu des Beni-Menad dont les silhouettes blanches se découpent çà et là sur le fond sombre de la forêt ou sur le bleu profond et lumineux du ciel. Le paysage n'est pas sans grandeur.

Ici, ces montagnes aux flancs balafrés comme par une hache gigantesque — cette rivière, hier torrent impétueux et mugissant, aujourd'hui frêle ruban argenté miroitant au soleil.

Là, le joli village de Vesoul-Benian avec son air d'aisance et de bonheur, joyeusemen, assis sur un plateau aux riches cultures ; là-bas, le Zaccar, haut de plus de 1,600 mètres, dont la masse grise coupe à grands traits rudes le ciel, ou se perd dans les nuages, et que les feux du soleil couchant font ressembler à un énorme flambeau ou au cratère embrasé d'un volcan en éruption.

Au nord, la montagne prend un tout autre aspect : c'est une série de mamelons boisés qui montent et descendent capricieusement dans un horizon limité.

Si l'on se tourne vers l'Orientt au contraire, rien n'arrête plus les regards : on suit la vallée

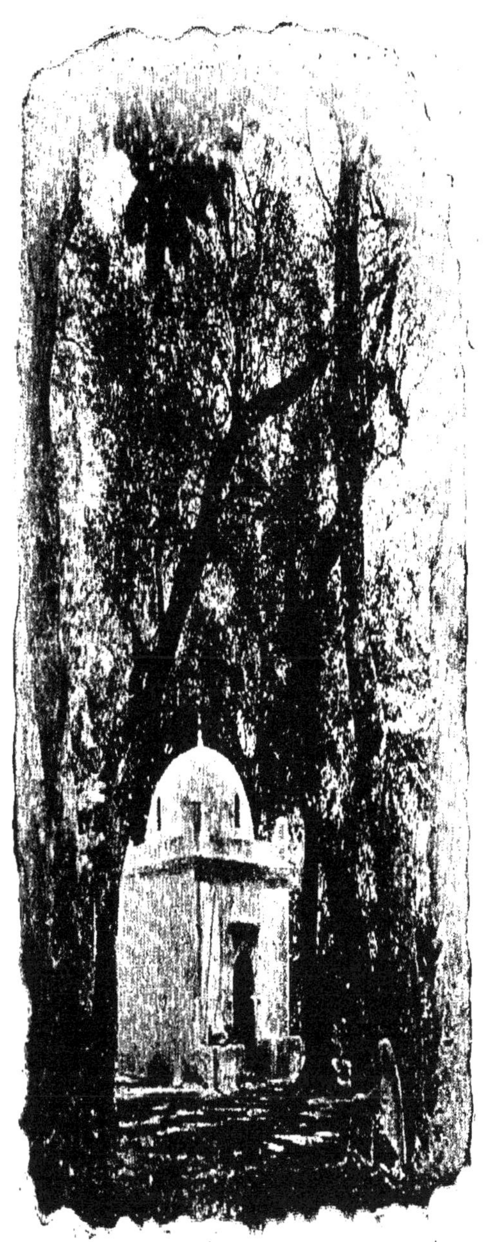

MARABOUT

de l'Oued-Djer à perte de vue; au loin se dessinent les arêtes basses du Sahel, adoucies par la brume et sur lesquelles le tombeau de la Chrétienne se détache comme une gigantesque tortue arrêtée ; plus loin encore à côté de la montagne de Cherchell, et comme une légère buée, la mer !

Située à un kilomètre de la commune d'Hammam-R'Irha, où se trouvent la poste et le télégraphe, la station sanitaire du même nom comprend divers bâtiments :

1° *L'hôpital militaire* qui, construit en 1841, reçoit, à différentes époques de l'année, les soldats de toute l'Algérie auxquels a été prescrit le traitement thermal. La balnéation y est assurée par trois piscines alimentées par deux sources possédant une température, l'une de 40°, l'autre de 45°.

2° A 150 mètres environ de l'hôpital militaire, quatre autres piscines sont réservées aux indigènes. Plus de 15,000 Arabes viennent faire une saison à Hammam-R'Irha ; certains même arrivent avec toute leur smala : des chameaux, des chevaux, des mulets, des ânes, véritables caravanes venant du désert. Ils ont fait souvent plus de 100 kilomètres, et, dans quelques jours, ils en feront autant pour rentrer dans leurs tribus. Cette population est entièrement séparée de l'établissement ; elle a ses écuries pour les montures, ses abris pour sa famille, et seuls les grands chefs sont admis au Casino. Elle est là chez elle, se livrant à toutes les pratiques de ses superstitions, sacrifices, ablutions, processions avec accompagnement de chants, etc... Au-dessus des *bains maures* se trouve la terrasse de :

3° *L'Hôtel Bellevue*, qui fait aussi partie de l'établissement thermal. Il possède, comme le Grand Hôtel, ses piscines, ses salles de bains, de sudation et d'hydrothérapie ; seulement son aménagement est plus modeste et ses prix aussi. De la terrasse où, après le déjeuner, on prend le café, la vue s'étend sur le beau panorama des collines voisines.

Une de ses ailes abrite :

4° *L'Hôpital civil* qui admet, à des époques déterminées, les malades des hôpitaux d'Alger, d'Oran et de Constantine.

Plus loin se dresse :

5° La *ferme Mont-Rose*. A l'angle de deux ravissants coteaux, elle domine toute la vallée et contient : écuries, vacherie, bergerie, poulailler, buanderie, sellier, vastes greniers à fourrages, etc.

6° Plus haut enfin, à 150 mètres environ, s'élève le *Grand Hôtel*.

Il est entouré de toutes parts de *jardins* merveilleux où l'eau chaude, qui coule parmi les plantes, entretient une végétation inconnue partout ailleurs. Il serait impossible d'énumérer les plantes et arbustes à fleurs qui ornent ses massifs, et les amateurs d'horticulture trouveront dans ses plantes-bandes 500 variétés de rosiers environ.

Un *parc* de 4 hectares, où les jeux en plein air (crocket, foot-ball, lawn-tennis, etc.) ne laissent rien à désirer, fait suite au jardin, et les citronniers, les orangers, les palmiers, les phénix, les eucalyptus, les araucarias, les thuyas et caroubiers, plantés dans toute son étendue, en font un véritable paradis terrestre où l'on se sent revivre et renaître à l'espérance.

Mais ce qui fait vraiment le charme de ce petit coin de terre, c'est la *forêt de pins,* qui s'étend le long des contreforts de la colline jusqu'au pied du Zaccar, haut de 1,600 mètres ; on y est bien placé pour dérober au ciel ses secrets, et on croirait vraiment être là dans le laboratoire naturel où se forment les météores. Je ne sais rien de plus suave qu'une promenade à travers cette forêt, dans laquelle on éprouve une sensation inénarrable de calme et de fraîcheur, et qui est éternellement verte, immuable dans sa forme et dans sa vie Le sentier qui surplombe la vallée et contourne à mi-flanc la montagne semble, dans la monotonie exquise du paysage et l'apaisement des choses, ne devoir jamais aboutir à un terme. Les pins l'ombragent, et longtemps les pins se succèdent avec les mêmes tons, les mêmes contours. Uniformité de sensations où s'abolit le labeur de la pensée endolorie. A peine deux ou trois clairières d'où l'on aperçoit : d'abord les parois violettes du Zaccar ; et ensuite, dans l'échancrure des monts jaunis, une parcelle de mer pareille à une vapeur bleu.

Dans ces futaies où flottent des senteurs balsamiques, qui se mélangent délicieusement à celles des orangers, des jasmins et des roses des jardins voisins, ce ne sont que fleurettes délicates, bruyères à fleurs roses, genêts piquetés d'or égayant les sous-bois. Au-dessus, dans un ciel très léger, des palombes passent, comme des flocons blancs.

Aux approches du soir, isolé au milieu de cette solitude troublante, et dans la seule compagnie de ses pensées les plus intimes, peut-être sera-t-il doux au rêveur et à celui qui, moralement, a beaucoup souffert, d'écouter, dans un lointain plein de charme, les aboiements des chiens, les mugissements des bestiaux, les battements d'ailes du dernier oiseau cherchant son gîte pour la nuit ; ces mille bruits divers forment une âpre et sauvage harmonie parfaitement en rapport avec les cimes superbes des pins se

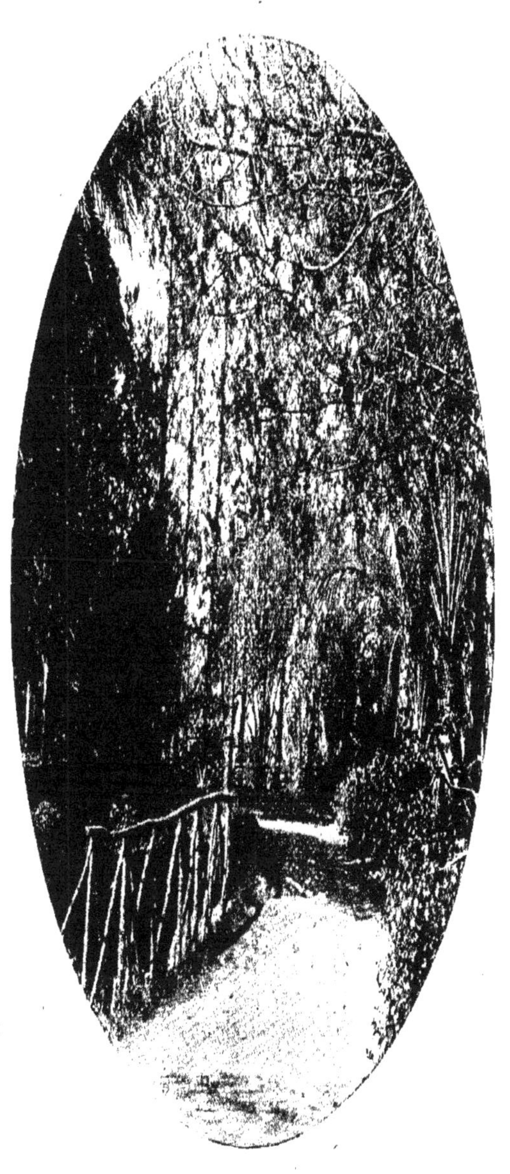

PROMENADE DANS LE PARC

détachant en noir sur les teintes encore bleuâtres de l'horizon, avec la mélancolie de la soirée et la solennité générale du paysage.

Dans cet isolement vraiment émouvant, qu'Il est bon de philosopher et de rêver — rêver les rêves irréalisables, bien que toujours poursuivis — et d'évoquer tout ce qui est ou fut cher !

La forêt, plus loin, changeant d'aspect et devenant plus sauvage, donne abri — au milieu de ses sapins, de ses mélèzes, de ses arbousiers, de ses thuyas, de ses chênes gigantesques et de ses caroubiers — à la perdrix rouge, au lapin, au lièvre, au sanglier, au chacal, à l'aigle, etc.

Des fêtes arabes y sont organisées chaque année. Le gibier y est très abondant : on y rencontre le chacal, le sanglier, le lynx, l'aigle, sans compter le petit gibier, lièvres, lapins, perdreaux, cailles, etc.

A M. Arlès-Dufour, créateur des premiers établissements, a succédé récemment le Crédit foncier et agricole d'Algérie, lequel a placé à la tête des différents services un régisseur intelligent et actif, qui est en train d'apporter à la station tous les raffinements de confort et de luxe nécessités par les exigences de la vie moderne.

Le *Grand Hôtel* constitue un splendide palais de proportions géantes, représentant un quadrilatère de 90 mètres de côté. Son *grand salon* de 20 mètres carrés n'a pas son égal en France, non plus que sa *salle à manger de 400 couverts.* L'installation ne laisse rien à désirer ; et, dans les chambres garnies de revêtements céramiques, pénètre l'air imprégné des émanations des mille arbustes, des mille fleurs d'alentour. Toute la façade de l'édifice est garantie contre les intempéries par une imposante *galerie vitrée de 90 mètres de long*.

De *magnifiques salles réservées au casino*, un *orchestre excellent*, des *bals*, des *sauteries intimes*, des *salles de jeux*, de *billards*, de *musique*, de *lecture* et une *bibliothèque très complète* offrent aux hivernants toutes les distractions possibles.

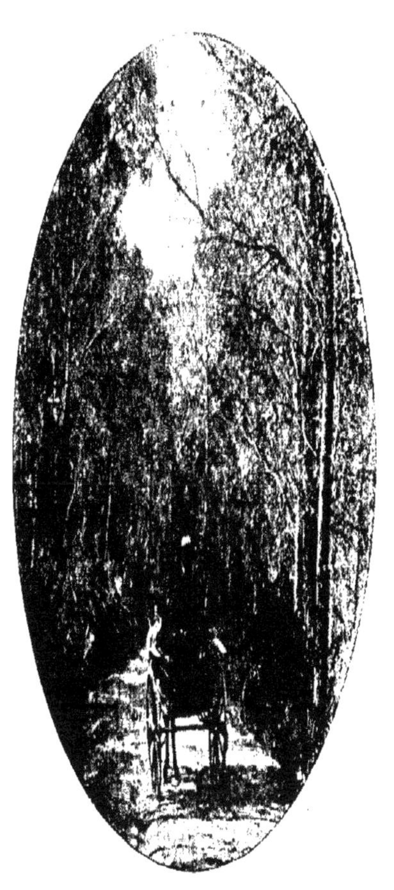

UNE PROMENADE DANS LE PARC

En dehors des *chasses*, dont j'ai dit un mot, des *voitures de tous modèles*, des *chevaux*, des *mulets* et des *ânes* pour les grandes et petites excursions aussi nombreuses que variées, et pour les pique-nique en forêt, complètent la série des passe-temps et des jeux ; en réalité rien n'y manque — un coiffeur est même installé à demeure au Grand Hôtel.

Il va de soi que l'exercice des différents cultes est assuré à Hammam-R'Irha.

Imposante, pimpante, attirante, drapée dans sa toujours verdoyante ceinture sylvestre; avec ses hôtels confortables, son parc rêveur, ses jardins embaumés, sa température idéale, ses eaux salutaires et sa proximité d'Alger, la station d'Hammam-R'Irha va grandir, grandir, grandir — non pas parce qu'elle est espagnole, elle est bien française! — mais parce qu'on trouvera réunies dans son sein : santé et joie de vivre.

# EXCURSIONS ET PROMENADES

*La forêt de Chaïba*, forêt de pins de 800 hectares (chasse gardée, propriété de l'établissement), traversée par deux routes très pittoresques, praticables à pied, à cheval ou en voiture légère.

*Le petit tour* (5 kilomètres).

*Le grand tour* (10 kilomètres).

## EXCURSIONS A PIED, A CHEVAL OU A MULET

*Marabout de Sidi-Lalla-Alia* (4 kilomètres). – Cimetière arabe.

*Marabout de Sidi-Abd-Allah* (8 kilomètres), longeant la vallée de l'Oued-Hammam. Route magnifique, encaissée entre les deux massifs du Zaccar. En suivant cette route on fait l'ascension des Zaccars (1,600 mètres), en passant par le col des R'Irhas. L'excursion prend une journée entière. C'est l'un des points les plus élevés de l'Algérie.

*Marabout de Tom-Affria*, lieu de pèlerinage vénéré des indigènes. Le sentier remonte la vallée de l'Oued-Chaïba et traverse la forêt de même nom (5 kil.).

*Le Samsam* (853 mètres), d'où l'on découvre toute la plaine de la Mititdja — vue sur la mer, Cherchell-Marengo, et jusqu'au cap Matifou. (1/2 journée.)

*Tagrara*, lieu de rendez-vous de chasse. Maison forestière. (Journée entère.) Superbe forêt. La route se continue jusqu'à Cherchell, par Marceau, où se trouve une verrerie importante.

*Le Nador* (760 mètres), en passant par Bou-Medfa. (1/2 journée).

*L'ancien télégraphe du Gontas* (871 mètres). (Une journée.)

Une foule d'autres excursions et promenades peuvent se combiner dans ces immenses forêts, toutes sillonnées de sentiers, mais praticables seulement par mulets ou chevaux arabes.

## EXCURSIONS EN VOITURE

*Vesoul-Benian* (2 h. aller et retour).

*Bou-Medfa* (2 h.).

*Vesoul-Benian, retour par le pont de l'Oued-Djed* (3 h.).

*Camp des Guêtres* (4 h.).

*Barrage de Meurad* (6 h.).

*Marengo* (journée entière), déjeuner à Marengo.

*Tombeau de la Chrétienne ou de Juba II* (Une grosse journée).

*Tipaza* et *Cherchell.* — Ruines romaines des plus remarquables (2 ou 3 jours pour visiter les deux villes).

*Marguerittte*, village des plus prospères (4 h.).

*Milianah*, très ancienne ville arabe (une journée), déjeuner à Milianah.

*Affreville*, grand marché arabe (une journée).

*Teniet-el-Had*, splendide forêt de cèdres (3 jours). On s'y rend : soit en voiture, par Milianah et Affreville ; soit en chemin de fer jusqu'à Affreville — et de là, en diligence.

## EN CHEMIN DE FER

*Blidah ; les gorges de la Chiffa ; le ruisseau des Singes*, etc.

# ITINÉRAIRE DE PARIS A HAMMAM-R'IRHA

Si l'on voyage en première classe, prendre (gare de Lyon) le rapide de 8 h. 45 soir, qui arrive le lendemain matin à Marseille.

Les paquebots de la Compagnie Transatlantique (service rapide) qui transportent les passagers de Marseille à Alger, partent de Marseille les lundi, mercredi et samedi de chaque semaine à une heure de l'après-midi — durée de la traversée : 26 heures. (Bureaux de la Compagnie Transatlantique à Paris, 12, Boulevard des Capucines, Grand-Hôtel). Billets d'aller et retour — Paris-Alger — avec une réduction de 20 0/0 sur les prix du tarif pour une validité de trois mois.

Outre la Compagnie Transatlantique, deux autres sociétés, la Compagnie de navigation mixte (ancienne Compagnie Touache) et la Société générale des Transports maritimes à vapeur se chargent également du transport des voyageurs de Marseille à Alger. La première a son agence à Paris, 70, rue Basse-du-Rempart (près la Madeleine); la seconde, également à Paris, 8, rue Ménars (rue du 4 Septembre).

Les vapeurs de ces deux Compagnies sont moins rapides que ceux de la C. G. T.; mais le prix de voyage sur ces paquebots est bien plus avantageux, et un grand confortable y règne.

D'Alger, on se rend en chemin de fer (3 h.) à la station de Bou-Medfa, où attendent les voitures des hôtels d'Hammam-R'Irha (durée du parcours en voiture : 45 minutes). Deux trains par jour d'Alger à Bou-Medfa (avec wagon-restaurant) : l'un, le matin ; l'autre, le soir.

On peut fort bien, d'Hammam-R'Irha, aller passer la journée à Alger, et rentrer, le même soir, coucher à la station sanitaire.

# INDEX BIBLIOGRAPHIQUE

La bibliographie – très sommaire d'ailleurs – d'Hammam-R'Irha n'a jamais été faite. Je ne me flatte pas de connaître tous les ouvrages qui traitent de cette station ; mais je donne la liste des plus importants, ceux que j'ai consultés, et dans lesquels j'ai puisé de précieux documents :


1878. *Note sur la station thermo-minérale d'Hhammam-R'Irha.* (Dr Fernand Dubief.)

1894. *Province d'Alger, Hammam-R'Irha (près Alger). Station hivernale et thermo-minérale.* (Dr anglais T. Lauder Brunton.) Traduction et introduction par le Dr Longuet, médecin-major au 4e cuirassiers.

1896. *La station thermale d'Hammam-R'Irha (département d'Alger).* (Dr E. Renard.)

– *De la supériorité du climat algérien dans les maladies de poitrine.* (Dr E. Renard.)

1900. *L'établissement thermal d'Hammam-R'Irha; extraits des petits cahiers algériens colligés.* (Ch. de Galland, délégué commercial du département d'Alger à l'Exposition universelle de 1900.)

— *Hammam-R'Irha, près d'Alger; station thermo-minérale d'été et d'hiver.* (Dr E. Renard.)

— *Petits guides pratiques de l'Algérie; environs d'Alger.* (Ch. Garnier, avocat à la Cour d'Alger.)



ALGER. — TYPOGRAPHIE ADOLPHE JOURDAN.

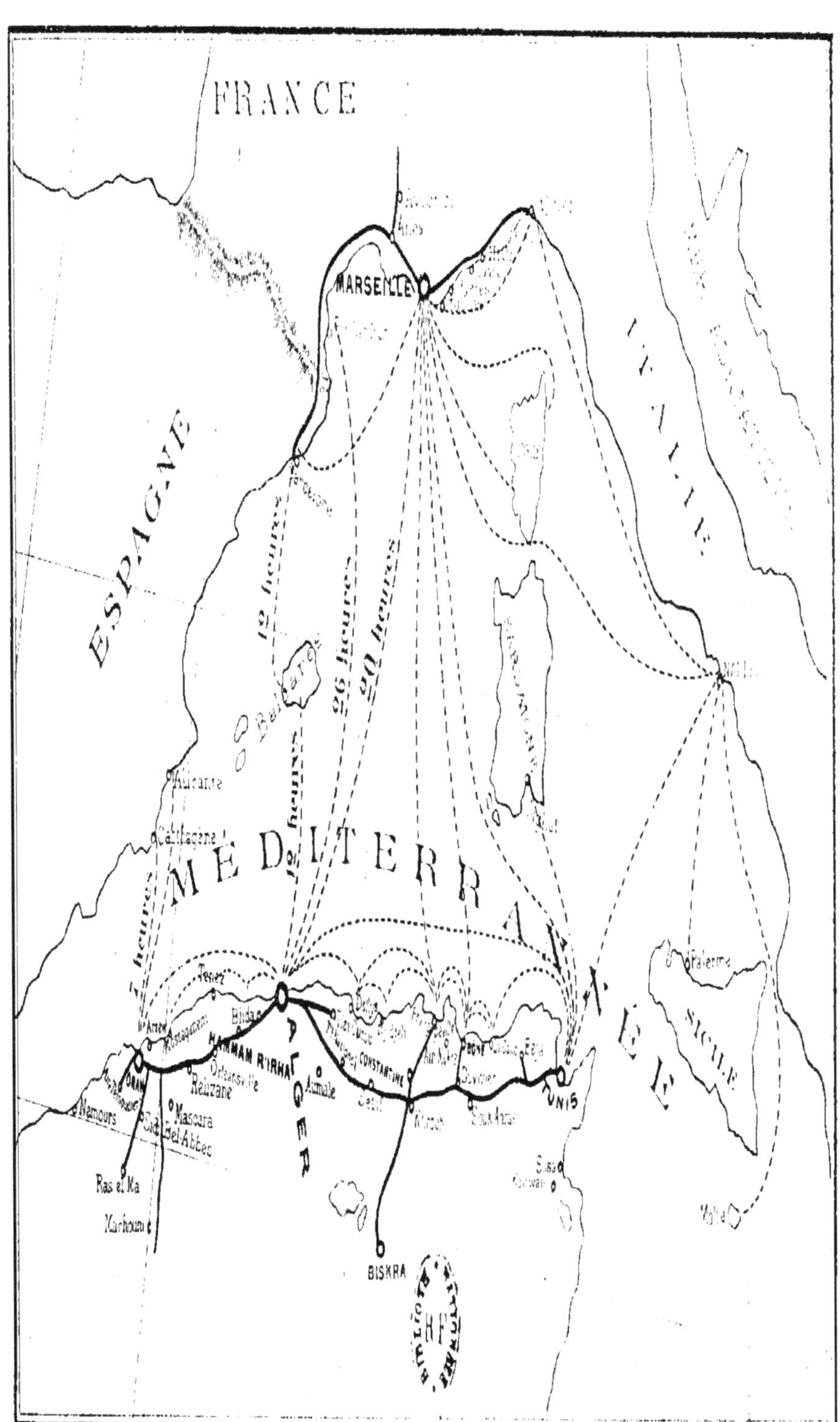
FRANCE
ESPAGNE
ITALIE
MARSEILLE
MÉDITERRANÉE
12 heures
26 heures
30 heures
Alicante
Carthagène
SICILE
Palerme
Tenez
Blida
HAMMAM R'IRHA
ALGER
ORAN
Nemours
Relizane
Orléansville
Mascara
Bel-Abbès
Ras el Ma
Aumale
CONSTANTINE
Sétif
TUNIS
Souk Ahras
BISKRA

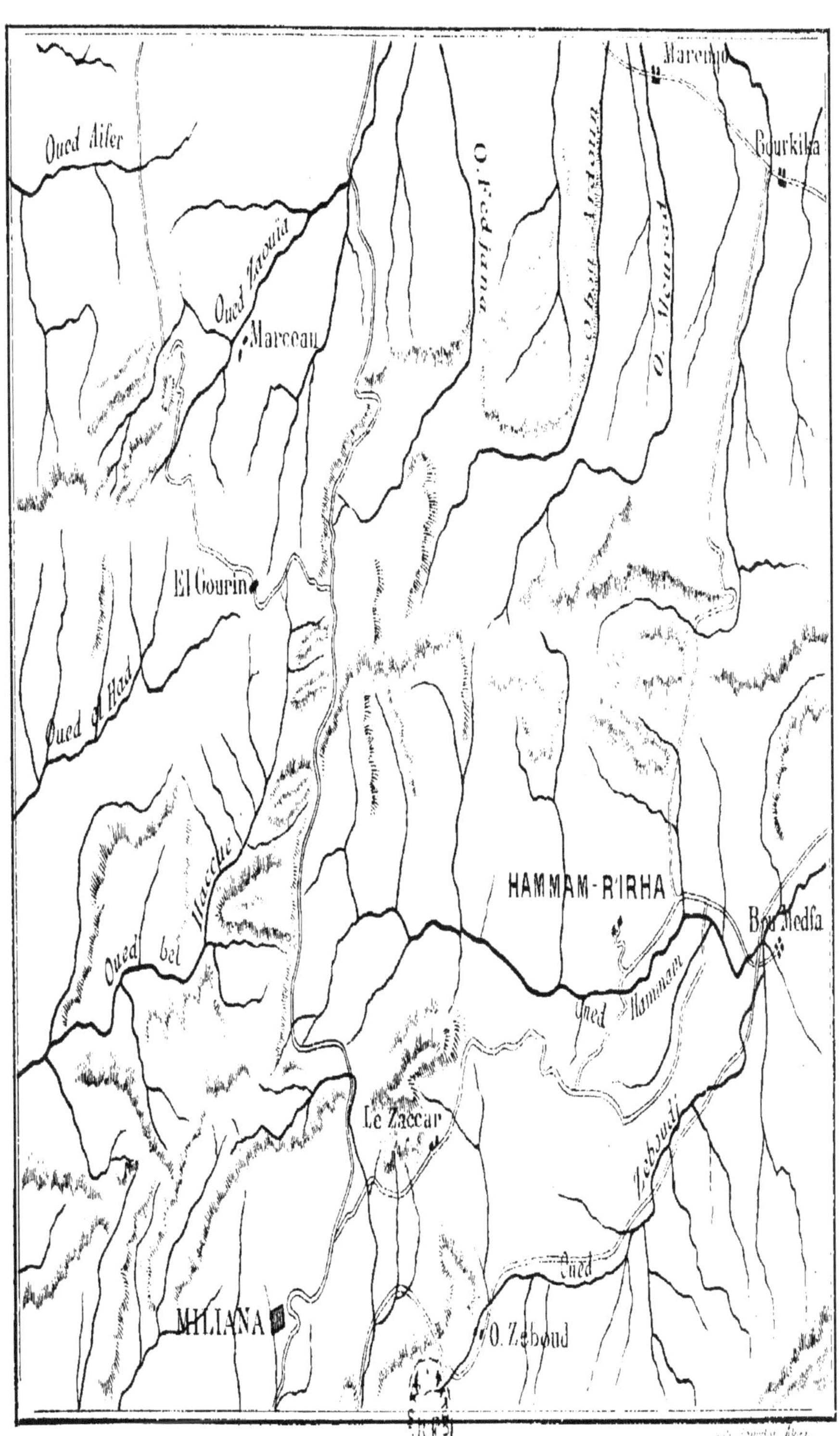

Marengo
Bourkika
Oued Aifer
Oued Zaouia
Marceau
El Gourin
Oued el Had
Oued bel
HAMMAM-R'IRHA
Bou Medfa
Oued Hammam
Le Zaccar
Oued
MILIANA
O. Zeboud

ALGER. — TYPOGRAPHIE ADOLPHE JOURDAN.

www.ingramcontent.com/pod-product-compliance
Ingram Content Group UK Ltd.
Pitfield, Milton Keynes, MK11 3LW, UK
UKHW020353180726
13839UKWH00003B/1072